DR. MICHAEL DESPEGHEL
DR. THOMAS KREUTZIG

NUR FÜR MÄNNER!

Die Gesundheitsthemen,
die Männer wirklich interessieren

vgs EGMONT

Bibliografische Information Der Deutschen Bibliothek
Die Deutsche Bibliothek verzeichnet diese Publikation in der Deutschen Nationalbibliografie; detaillierte bibliografische Daten sind im Internet über http://dnb.ddb.de abrufbar.

Bildnachweis:
S. 5: Getty Images; S. 8, 11, 15, 17, 19, 22, 24, 25, 28, 35, 36, 40, 51, 59, 65, 85, 86, 91, 92, 94, 103, 119, 127, 131: Mauritius – Die Bildagentur; S. 18, 62, 66, 79, 83, 99, 106, 112, 124, 133: Corbis; S. 26: Uralen ®, Hoyer-Maddaus GmbH; S. 54, 69, 115: Stephan Wieland, Düsseldorf / Cornelis Gollhardt, Köln; S. 57: Tanita, Sindelfingen, www.tanita.de

Redaktion: Michael Büsgen
Lektorat: Jutta Wallrafen
Produktion: Susanne Beeh
Umschlagfoto: Getty Images
Umschlaggestaltung, Layout und Satz: Metzgerei Strzelecki, Köln
Printed in Germany
ISBN 3-8025–1698-2
ab 01.01.2007
ISBN 978-3-8025-1698-6

»Ein Indianer kennt keinen Schmerz« – leider meinen auch heute noch allzu viele Männer, nach dieser etwas angestaubten Maxime leben zu müssen. Wie sonst ist es zu erklären, dass Mann im Allgemeinen den Arztbesuch meidet, wo es nur geht, und Schmerzen und andere Beschwerden so lange wie möglich lieber still und vermeintlich „männlich" erduldet?
Ganz anders die Frauen: In Sachen Gesundheit und Körperbewusstsein machen uns unsere weiblichen Geschlechtsgenossen seit eh und je vor, wie es geht. Sie achten auf ihren Körper – sei es in kosmetischer oder eben in medizinischer Hinsicht – und horchen ihn auf eventuelle Störungen und Beschwerden aus. Und genau da haperts doch bei uns Männern! Denn Mann möchte natürlich keinesfalls verweichlicht wirken, lieber beißt er die Zähne zusammen und hofft das Beste.
Wir wagen aber zu behaupten: Nicht mit echtem Heldentum haben wir es hier zu tun, sondern mit der Angst vor einer negativen Diagnose und möglicherweise ernsthafteren Erkrankungen. Denn man kann ja nie wissen, was es mit dem Zwicken und Zwacken, das einen plagt, tatsächlich auf sich hat.
Zum Glück sind Sie jetzt aber auf dem Weg der Besserung. Schließlich haben Sie ja zu dem vorliegenden Gesundheitsratgeber gegriffen, der eigentlich in keinem (Männer-) Haushalt fehlen sollte. Denn dieses Buch dient nicht nur der Information und Prävention, es soll Ihnen auch dabei helfen, manche bereits begangene Sünde wieder auszubügeln. Wussten Sie beispielsweise, dass sich die Folgen von 30 langen, bewegungsarmen Jahren schon mit einem halben Jahr lockeren Ausdauertrainings ausgleichen lassen? Das macht doch Mut, oder?
Es ist nämlich nie zu spät, etwas für die eigene Gesundheit zu tun und sich darauf zu besinnen, wie viel der Körper mit dem eigenen generellen Wohlbefinden zu tun hat. Und daran ist übrigens ganz und gar nichts Unmännliches!
Im Folgenden wollen wir Ihnen zunächst die wichtigsten Vorsorge-Untersuchungen nahe bringen: Welche gibt es? Was zahlt die Krankenkasse? Welche Untersuchungen sind darüber hinaus noch empfehlenswert?
Mit dem Thema Gesundheit sind heutzutage die Begriffe Ernährung und körperliche Fitness untrennbar verbunden, und auch hierzu hätten wir ein paar ganz konkrete Empfehlungen für Sie. »2+2 und 4« heißt nämlich die Devise: Dahinter verbergen sich 2x20 Minuten Ausdauer-, 2x20 Minuten Krafttraining sowie vier fettreduzierte Basis-Tage pro Woche. Zur Belohnung darf dann an den verbleibenden drei Orgien-Tagen auch mal gesündigt werden. Neugierig geworden? Lesen Sie mehr auf den Seiten 35 bis 78.
Weitere Schwerpunkte dieses Buches sind die erhöhte Stressbelastung, der wir heute ausgesetzt sind, sowie die umso nötigeren Erholungsphasen. Auch der Umgang mit Alkohol und Nikotin wird thematisiert ebenso wie die Tabuthemen Impotenz und der Alterungsprozess.

Sie sehen also, Gesundheit und Wohlbefinden haben viele Seiten. Und mit den nun folgenden möchten wir Ihnen jetzt ein informatives und kurzweiliges Lesevergnügen wünschen!

Herzlichst

Dr. Michael Despeghel und Dr. Thomas Kreutzig

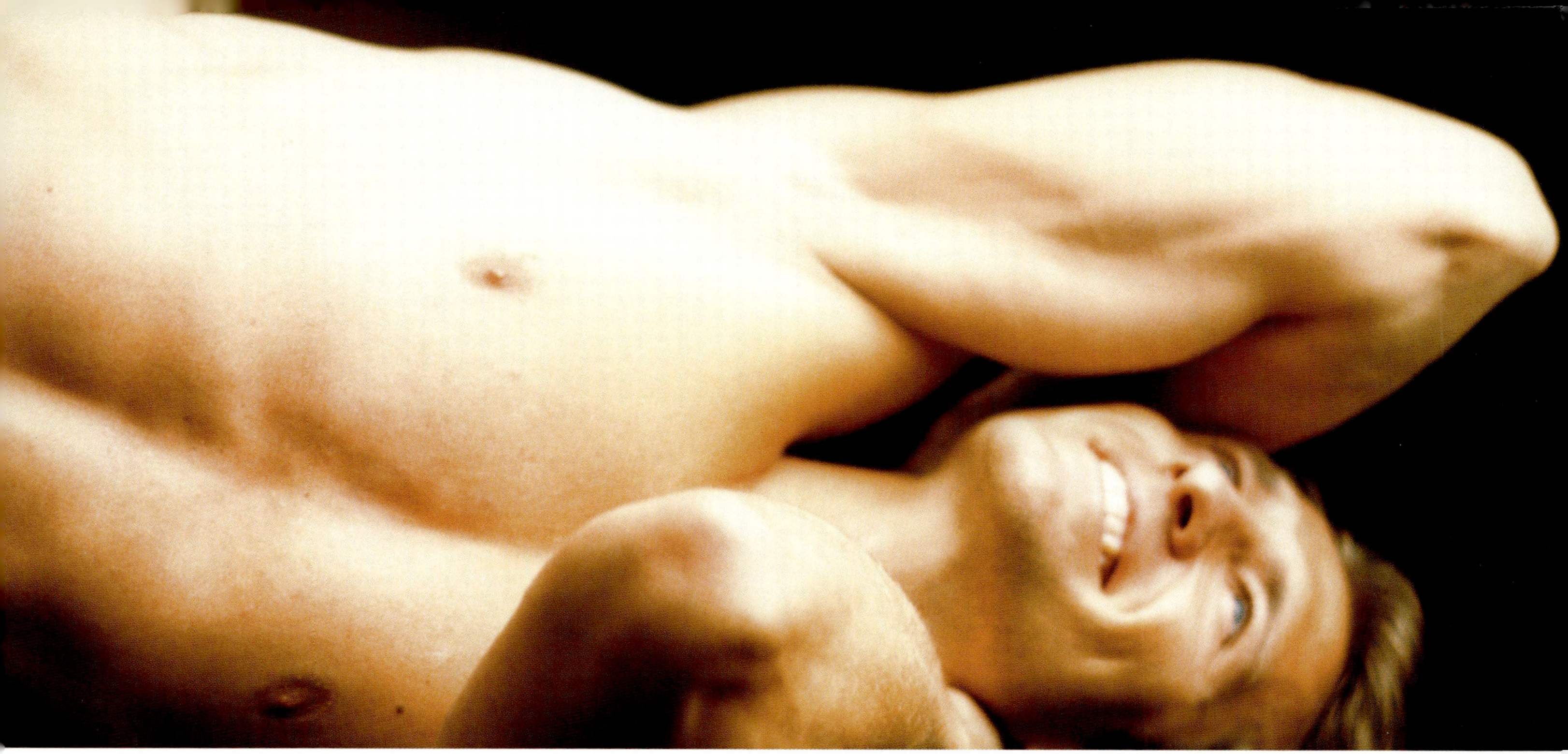

TYPISCH MANN!

WARUM MÄNNER NICHT GERNE FREIWILLIG ZUM ARZT GEHEN – UND WAS SIE DAVON HABEN

DER MANN – EIN VERNUNFTBEGABTES WESEN?

Nun denn: Stellen wir Männer uns den Fakten. Man sagt uns ja nach, dass wir unsere Entscheidungen – sehr viel mehr als Frauen – aufgrund von Fakten fällen, dass wir uns mehr von der Vernunft leiten lassen. Im Folgenden geht es um die männliche Gesundheit. Und wie in jedem anderen Lebensbereich gibt es auch im Bereich Gesundheit einige unumstößliche Fakten, die man zur Kenntnis nehmen sollte. Stellen wir uns nun also diesen Fakten, auch wenn die folgenden Zahlen kein besonders gutes Licht auf uns Männer werfen. Ja sogar daran zweifeln lassen, dass der Mann ein so vernunftbegabtes Wesen ist, wie er selbst immer gerne vorgibt zu sein.

Die Lebenserwartung

Das erste – unbestechliche – Faktum betrifft die durchschnittliche Lebenserwartung des Menschen. Die ist im Verlauf der letzten 100 Jahre enorm angestiegen, was grundsätzlich ja sehr erfreulich ist. Wurden Männer und Frauen um das Jahr 1900 noch gerade einmal 46 Jahre alt, werden die Frauen heute im Durchschnitt sage und schreibe 81 Jahre alt. Sie haben richtig gelesen: die Frauen!

Und die Männer? Sie werden heute auch sehr viel älter als früher, aber eben nicht so alt wie Frauen. Männer sind, was die statistische Lebenserwartung angeht, den Frauen hoffnungslos unterlegen – sie sterben ganze sechs bis sieben Jahre früher! Im statistischen Durchschnitt werden Männer hierzulande lediglich 74 Jahre alt. Die Differenz zwischen der männlichen und weiblichen Lebenserwartung hat sich in den letzten 100 Jahren fast verdoppelt.

Das sind die Zahlen, die man als Mann zur Kenntnis nehmen sollte, wenn man über die männliche Gesundheit und die damit einhergehende Lebenserwartung spricht.

Der Mann – ein Traditionalist

Angesichts dieser ernüchternden Erkenntnis sollte man erwarten, dass Sie sich, sofern Sie ein Mann sind – einem natürlichen Impuls aus Eigennutz und Ehrgeiz folgend –, als Nächstes die Frage stellen, was denn wohl die Gründe für Ihr statistisch früheres Dahinscheiden sein mögen. Auch hier können wir Ihnen mit einigen Fakten und Erfahrungen dienen, die allerdings leider auch nicht sonderlich schmeichelhaft für die männliche Spezies ausfallen.

> Männer sterben heute mit 74 Jahren statistisch gesehen sieben Jahre früher als Frauen.

Erfahrene Mediziner bestätigen nämlich: Bei den Männern hat sich in der Vergangenheit hinsichtlich des eigenen Selbstverständnisses und

ihres Rollenverhaltens scheinbar nicht sonderlich viel verändert. Und das wiederum wirkt sich eher negativ auf das männliche Gesundheitsverhalten aus.
So scheint es unter Männern immer noch mehrheitlich als ausgesprochen männlich zu gelten, keine Schwächen zu zeigen. Ein typisches Zeichen von Männlichkeit ist nämlich nach wie vor die Haltung, Schmerzen oder ein erstes Unwohlsein, die ersten Vorboten einer vielleicht ernsthaften Erkrankung, so lange auszuhalten oder zu ignorieren, bis es nicht mehr auszuhalten ist. Dann jedoch kann es für eine angemessene Behandlung oftmals leider zu spät sein. Indianer kennen eben keine Schmerzen. Das war schon immer so. Männer fühlen sich kerngesund – bis sie tot umfallen!

Körperbewusstsein – nichts für Männer

Dabei sind Männer lernfähig. Selbst auf den klassisch männlichen Betätigungsfeldern Beruf, Karriere und Verdienst haben sie sich an weibliche Mitbewerber weitestgehend gewöhnt. Und so hat sich die Einkommensverteilung im Laufe der letzten Jahrzehnte erheblich verändert: Heute verdienen Frauen gut 35 Prozent der gemeinsam erwirtschafteten Bruttoeinkünfte eines Familienhaushalts. Frauen haben also, aus den verschiedensten Gründen, in der vormals klassischen Männerdomäne Fuß gefasst. Wer jetzt aber glaubt, dass im Umkehrschluss die Männer den Frauen deren klassische Kompetenzfelder – Ernährung und vor allem Gesundheit – streitig gemacht hätten, irrt gewaltig.

> Sich um den eigenen Körper zu kümmern ist eher weiblich.

Sich um den eigenen Körper zu kümmern, ihn zu beobachten, auf etwaige Störungen hin auszuhorchen, ihn kosmetisch und vor allem medizinisch zu warten und zu pflegen scheint – aus Männersicht – nach wie vor ein eher typisch weibliches Rollenverhalten zu sein. Es sind die Frauen, die für die Körperpflege zuständig sind, sie tragen Make-up auf, bemühen sich um eine reine, schöne Haut, sorgen sich um die Empfängnisverhütung und gehen regelmäßig zum Frauenarzt. Und auch für das Gesundheitsmanagement der Kinder fühlen sich in der Regel die Frauen zuständig. Körperpflege, besonders auch die medizinische, ist und bleibt also Frauensache.

Der Mann – ein Angsthase?

Doch so mutig-männlich sich die meisten Männer nach außen hin auch geben, wenn es um ihre Gesundheit geht, erweisen sie sich nicht selten als das genaue Gegenteil. Ob als Hypochonder, der hinter jedem Zipperlein das eingeleitete Endstadium einer schweren Krebserkrankung vermutet, oder als Eisenhans: Die meisten Männer meiden den Gang zum Arzt wie der Teufel das Weihwasser.
Dahinter steckt nicht allein ein mangelhaftes Körperbewusstsein oder die Befürchtung, sich bei Freunden und Kol-

Lediglich 13 Prozent der über 40-jährigen Männer nehmen die Vorsorgeuntersuchungen wahr.

legen lächerlich zu machen, sich als »Weichei« zu outen. Nein, dahinter steckt, seien wir ehrlich, in vielen Fällen auch die pure und nackte Angst. Die Angst vor der Diagnose, die Angst davor, der Arzt könnte tatsächlich eine ernsthafte Erkrankung entdecken. Und die Angst vor den Untersuchungen oder etwaigen Behandlungen, die einer eventuellen Diagnose folgen können. Männer reagieren auf diese Ängste mehrheitlich mit der klassischen Vogel-Strauß-Politik – sie stecken den Kopf so lange in den Sand, bis es nicht selten zu spät ist.

Vor lauter Sorge nicht zur Vorsorge

Diese Vogel-Strauß-Politik spiegelt sich auch in einer weiteren, für Männer nicht gerade schmeichelhaften Zahl wider: Während immerhin gut 35 Prozent der Frauen das Vorsorgeangebot der Krankenkassen und Ärzte regelmäßig wahrnehmen, scheuen 87 Prozent der Männer den Weg zur Vorsorgeuntersuchung.

Ganze 13 Prozent der Männer nutzen eine regelmäßige präventive medizinische Betreuung. Viele, auch ernste Krankheiten, die man bei einer rechtzeitigen Diagnose relativ problemlos heilen könnte, werden so erst in einem fortgeschrittenen Stadium und damit zu spät entdeckt – mit bisweilen tödlichen Folgen.

Aber in einem Punkt muss hier auch eine Lanze für die Männer gebrochen werden. Während Frauen bereits in jungen Jahren zu »ihrem Frauenarzt« gehen – in aller Regel dann, wenn es um die Verschreibung der ersten Pille geht –, scheinen Männer hingegen die ersten 40 Jahre zunächst einmal »wartungsfrei« zu sein. Dann aber, ab dem 40. Lebensjahr, wird von ihnen verlangt, sich endlich eingehender mit ihrer Gesundheit zu befassen und von nun an bitte

Die meisten Männer machen sich wenig Gedanken über eine gesunde und ausgewogene Ernährung.

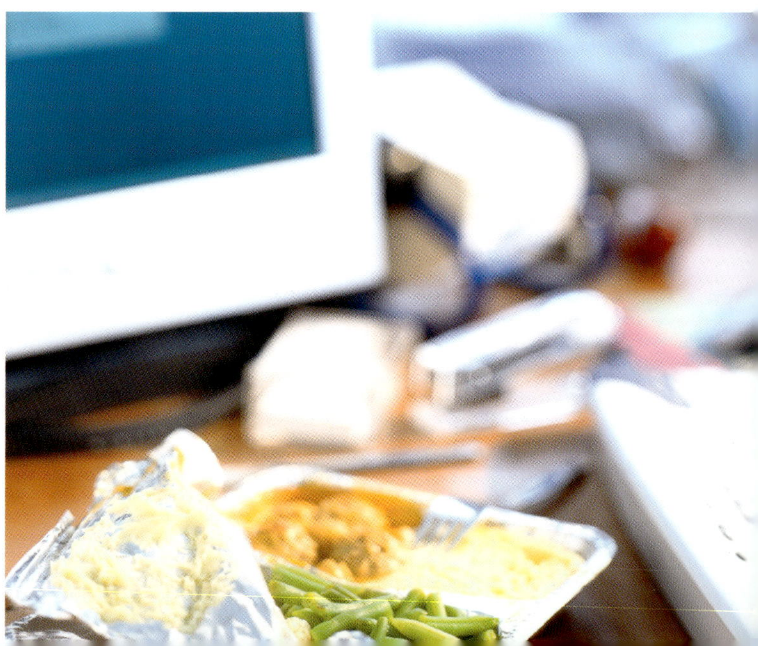

MÄNNERÄRZTE – DIE WICHTIGSTEN FRAGEN

Woran erkenne ich einen guten Männerarzt?

Urologen verfügen über die nötigen Kenntnisse der speziellen Männermedizin. Aber auch andere Ärzte haben sich über Seminare fortbilden lassen und sind auf medizinische Männerprobleme spezialisiert. Ob Urologe oder Allgemeinmediziner: Ein Männerarzt erforscht das private und berufliche Umfeld seiner Patienten, checkt über die gesetzliche Vorsorge hinaus unter anderem das Hormonsystem, forscht nach eventuellen Stoffwechselerkrankungen, achtet auf die Schilddrüsenwerte und führt umfassende Herz-Kreislauf-Checks sowie spezielle Laboruntersuchungen (PSA-Werte) zur Früherkennung von Prostatakrebs durch. Außerdem sollte ein guter Männerarzt mit seinen Patienten grundsätzlich auch über die Sexualität (siehe S. 119 ff) sprechen.

Wie finde ich einen Männerarzt?

Fragen Sie Ihre zuständige Ärztekammer oder Kassenärztliche Vereinigung nach speziellen Männerärzten in Ihrer Umgebung. Im Internet, etwa unter www.urologenportal.de oder unter www.onmeda.de (Forum Männergesundheit), finden Sie weitere nützliche Hinweise und die Adressen von rund 200 ausgewiesenen Männerärzten.

Fragen Sie auch Ihren Hausarzt, ob er für Männer spezielle Vorsorge-Checks durchführt. Ob sein Angebot etwas taugt, können Sie anhand der auf den Seiten 22 bis 32 empfohlenen Vorsorge-Checks überprüfen.

Woran erkennt man Kurpfuscher?

Kurpfuscher haben es vor allem auf Ihr Geld abgesehen. Deshalb schlagen sie zum Beispiel teure Zusatzuntersuchungen vor, ohne diese wirklich begründen zu können. Überprüfen Sie, ob die vorgeschlagenen Untersuchungen in der ab Seite 23 aufgeführten Liste und Tabelle zu den über die gesetzliche Vorsorge hinausgehenden, sinnvollen Vorsorge-Checks enthalten sind. Und achten Sie darauf, dass der Arzt nach der »Gebührenordnung Ärzte« (GOÄ) abrechnet.

regelmäßig zur Vorsorge zu gehen. Dies ist, seien wir mal ehrlich, tatsächlich nur schwer vermittelbar. Zudem gibt es bislang noch kein äquivalentes Fachgebiet zur Gynäkologie. Als »Männerärzte« lassen sich am ehesten Urologen bezeichnen. Sie sind die eigentlichen »Männerspezialisten«, nur sie haben eine Ausbildung, die sich auch umfassend mit den rein männlichen Organen befasst. Allerdings ist die Anzahl niedergelassener Urologen längst nicht mit der der Gynäkologen zu vergleichen. Die Unterstützung der Urologen durch kompetent weitergebildete Allgemeinmediziner ist also erforderlich. Und eine Tendenz im Umdenken der Männer ist – erfreulicherweise – zu erkennen ... also, weiter so, Jungs!

Der Mann – ein Opfer der Umstände

Auch in einer anderen Hinsicht sind Männer nach wie vor Traditionalisten: Sie ernähren sich schlecht wie eh und je und wissen nichts oder zu wenig über eine gesunde, ausgewogene und gute Ernährung. Diese muss im Übrigen und entgegen einem weit verbreiteten Vorurteil nicht unbedingt schlecht schmecken. Man denke nur an die abwechslungsreiche, kräftig gewürzte mediterrane Küche! Männer aber laufen in der Mittagspause nach wie vor scharenweise in die Imbissbuden in der näheren Umgebung ihrer Arbeitsplätze und schlagen sich den Bauch mit gehaltlosem, aber vor Fett triefendem Junk-Food voll.

Darüber hinaus neigen Männer weit mehr als Frauen zu einer ausgesprochen mangelhaften Bewältigung von negativem Stress, wie er in fast jedem Beruf über kurze oder auch längere Phasen vorkommt.

Statt sich auf das Erlernen von Entspannungstechniken einzulassen, beißen Männer bei zunehmendem Stress lieber die Zähne zusammen und kämpfen sich immer weiter durch. Sie werden aggressiv gegen ihre Kollegen, gegen ihre Vorgesetzten und nicht zuletzt gegen sich selbst. Auch ein erhöhter Alkohol- und Tabakkonsum sind nicht selten Ausdruck einer gründlich missverstandenen Stressbewältigung und Kompensation einer als sehr unglücklich empfundenen Lebenssituation.

DREI GRÜNDE, WARUM MÄNNER FRÜHER STERBEN

- Männer sind schon aufgrund der genetischen Veranlagung den Frauen gegenüber im Nachteil.
- Männer pflegen einen ungesünderen Lebensstil (mehr Alkohol, mehr Nikotin, ungesunde Ernährung).
- Männer achten auch in medizinischen Belangen weniger auf ihren Körper.

Die Unfähigkeit, sich den daraus resultiernden und bisweilen sehr ernsten seelischen Problemen zu stellen und gegebenenfalls die Hilfe von Spezialisten, zum Beispiel Psychotherapeuten, zu suchen und anzunehmen, hat gleichfalls fatale Folgen. Von den gut 11.000 im Jahr 2002 verübten Selbstmorden in Deutschland wurden mehr als 70 Prozent von Männern begangen. Dass auch die Alkohol- und Drogensucht ein vorwiegend männliches Problem darstellt, liegt angesichts solcher Zahlen nahe. All das drückt die durchschnittliche Lebenserwartung der Männer im Vergleich zu der der Frauen ebenfalls in den Keller.

Das Y-Chromosom – ein Spätzünder der Evolution

Es gibt von Seiten der Wissenschaft zudem ernst zu nehmende Hinweise darauf, dass einige der krank machenden, typisch männlichen Eigenschaften auf die Tatsache zurückzuführen sind, dass das männliche Y-Chromosom bei weitem nicht so ausgereift ist wie das weibliche X-Chromosom. Dies mag daran liegen, dass das X-Chromosom entstehungsgeschichtlich in die Zeit vor 150.000 Jahren zurückweist, während das Y-Chromosom mit seinen lediglich 30.000 Jahren eher eine evolutionäre Spätgeburt darstellt.

Von jährlich 11.000 Selbstmorden werden 70 Prozent von Männern verübt.

Typische Männerprobleme

Es gibt also ein ganzes Bündel von Erklärungen für die Tatsache, dass Männer statistisch gesehen früher vor ihren Schöpfer treten. Die gravierendste von allen ist und bleibt jedoch das ausgesprochen mangelhafte Körperbewusstsein. Dazu die geringe Inanspruchnahme der auf Prävention, also auf Verhinderung, ausgerichteten Medizin. Dabei hätten Männer wirklich gute Gründe, etwas für ihre Gesundheit zu tun: So führen Männer zum Beispiel in jedem Alter

Bewegung, gesunde Ernährung und der weitestgehende Verzicht auf Tabak und Alkohol sind die Garanten für eine bessere Lebensqualität und Gesundheit bis ins hohe Alter.

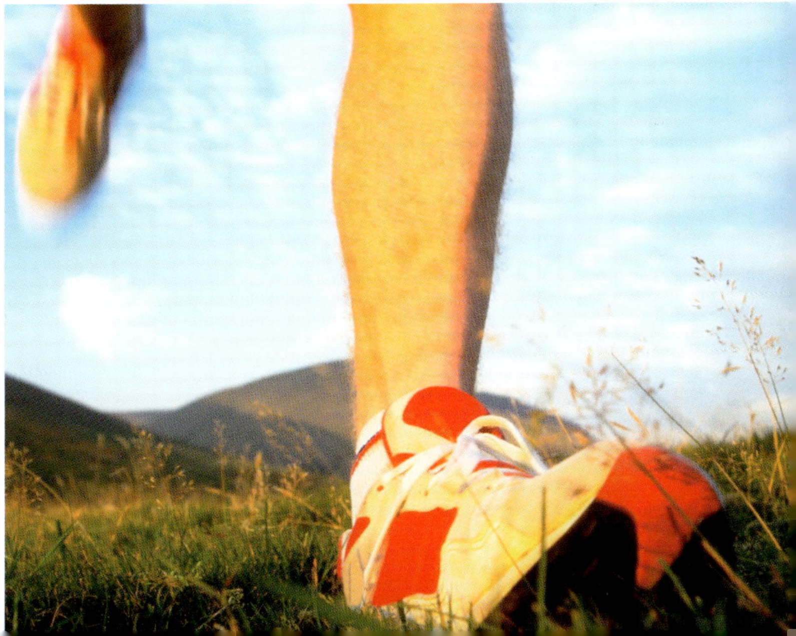

die Statistiken von Herz-Kreislauf-Erkrankungen und diversen Krebsarten wie etwa den Darmtumoren an. Hinzu kommen im Laufe eines Männerlebens vermehrte Stoffwechselerkrankungen, Probleme mit der Prostata, mit der Potenz, mit dem Hormonhaushalt und daraus resultierend nicht selten auch mit der Ehe- oder Lebenspartnerin.

Zu den drängendsten Männerproblemen aus medizinischer Sicht im Folgenden nun die wichtigsten Fakten:

Herzinfarkt – Todesursache Nummer 1

Plötzlich spürt man einen bleiernen Druck auf der Brust. Der Schmerz strahlt oft in den linken Arm aus. Manchen Männern wird schwindelig, andere ringen nach Luft. Fast alle aber empfinden Todesangst. Und die ist durchaus berechtigt: Mit jeder Minute, die Mann bis zum Eintreffen des Notarztes warten muss, schwinden seine Überlebenschancen.

Im Jahr 2002 starben in Deutschland jeden Tag im Schnitt 95 Männer an einem Herzinfarkt: insgesamt fast 35.000. Gemeinsam mit anderen Herzerkrankungen führt der Herzinfarkt die »Hitliste« der Todesursachen unangefochten an. Die Ursachen für Herzinfarkte und andere Herzkrankheiten sind bekannt: Bluthochdruck, ein erhöhter Cholesterinspiegel, Diabetes, Übergewicht, Rauchen und erbliche Vorbelastung.

Und was dagegen hilft, ist auch kein Geheimnis: eine ausgewogene, gesunde Ernährung, regelmäßiger Sport, der weitestgehende Verzicht auf Alkohol und Tabak. Mann muss nicht wie ein Mönch leben, aber ein wenig mehr Zurückhaltung ist gewiss kein Fehler.

Vom Infarkt betroffen sind vor allem Männer aus sozial schwachen Gesellschaftsschichten. Sie kennen meist weder die Symptome noch leben sie sonderlich gesund. Diese Männer müssten also besonders intensiv aufgeklärt werden. Wie das geht, demonstrierte beispielsweise die Wiener Stadtregierung: Im Rahmen des Vorsorgeprogramms »Ein Herz für Wien« postierten sich Gesundheitsberater in den Supermärkten der ärmeren Stadtviertel und boten den Kunden kostenlose Blutdruckmessungen an. So entwickelten sich Gespräche, in denen die Berater auf die Risiken von Herz-Kreislauf-Erkrankungen hinweisen konnten. Solche Aktionen würden ohne Frage auch in Deutschland Sinn machen.

Bluthochdruck – die stille Bedrohung

Ein gesunder Blutdruck sollte unter 140 zu 90 mm Hg liegen. Ob die eigenen Blutdruckwerte allerdings im gesunden Normbereich liegen, wissen die wenigsten. Falls auch Sie Ihre Blutdruckwerte nicht kennen, sind Sie also in bester Gesellschaft.

Bluthochdruck, medizinisch Hypertonie genannt, ist extrem weit verbreitet – etwa 50 Prozent der erwachsenen deutschen Männer (und 42 Prozent der Frauen) haben Werte oberhalb von 140 zu 90 mm Hg. Es ist eine mysteriöse Krankheit, denn es lässt sich nur selten eine klare

Ursache finden. Über 80 Prozent der Betroffenen haben Bluthochdruck, weil sie Bluthochdruck haben – mehr wissen auch die Mediziner nicht.
Allerdings gibt es eine Reihe von Maßnahmen, die sehr effektiv sind, um den Blutdruck zu senken. In erster Linie ist es der Abbau von Übergewicht. Auch regelmäßiger Sport, am besten Ausdauersport, kann helfen, hohen Blutdruck zu senken. Hilft das nicht, kann der Arzt wirkungsvolle Medikamente einsetzen. Denn eins ist klar: Ein nicht behandelter Bluthochdruck (Hypertonus) ist auf Dauer lebensgefährlich, er kann schwere Herzerkrankungen und Schlaganfälle verursachen.
Ein Hauptgrund für Bluthochdruck ist vor allem die Fettleibigkeit. Dieser Zusammenhang wird bisher noch von den wenigsten Menschen wirklich wahrgenommen, erst recht nicht von den Fettleibigen selbst. Schon früh sollten Eltern deshalb auf eine ausgewogene Ernährung und ausreichende Bewegung bei ihren Sprösslingen achten. Die Kindergärten und Schulen können dann eine gesundheitsbewusste Einstellung und Lebensführung der Kinder fördern.
Lassen Sie Ihren Blutdruck von Ihrem Hausarzt regelmäßig messen und dokumentieren. Alternativ können Sie sich selbst ein Blutdruckmessgerät kaufen und die Messung vornehmen.
Und achten Sie darauf: Veränderungen des Gesundheitsstatus, wie plötzlich auftretende Migräne, ständig wiederkehrender Kopfschmerz oder Unruhe, können Ausdruck von Bluthochdruck sein.

Prostatakrebs – Geißel des Älterwerdens

Die Prostata ist ein kastaniengroßes, etwa 20 Gramm schweres Organ, das die Flüssigkeit produziert, in der Ihr potentieller Nachwuchs (die Samenfäden) schwimmt. Durch die Prostata läuft die Harnröhre. Auch die Samenleiter münden im Bereich der Prostata in die Harnröhre. Nah hinter der Prostata verläuft auch das Nervengewebe, das die Erektion steuert. Entsprechend fatal können die Auswirkungen sein, wenn ein Tumor wuchert.
Pro Jahr erkranken in Deutschland rund 31.500 Männer an Prostatakrebs. Damit ist Prostatakrebs inzwischen die häufigste Krebsart beim Mann. Viele Betroffene sterben daran jedoch nicht – entweder, weil der Tumor nicht zum Tode führt oder der Krebs erfolgreich behandelt wurde. Immerhin sind die Erkrankten im Schnitt bereits 72 Jahre alt. Leider ist es aber so, dass zunehmend auch deutlich jüngere Männer betroffen sind.
Männer sollten sich spätestens ab einem Alter von 45 Jahren vom Urologen untersuchen lassen. Tumore können vom Arzt oft durch den After ertastet werden. Diese etwas unangenehme Prozedur ist schmerzfrei und durchweg risikolos. Und peinlich muss es schon gar nicht sein, für den Arzt ist das Routine! Dennoch ist es für viele Männer nach wie vor ein Tabu. Nur sieben bis zwölf Prozent kommen zur Vorsorgeuntersuchung der Prostata. Das muss sich ändern!
Über die Abtastung der Prostata hinaus sollte man mithilfe einer einfachen Blutentnahme den so genannten PSA-Wert

ermitteln lassen. PSA ist ein Eiweiß, das sowohl von der Prostata als auch von Prostatatumoren gebildet wird. Ist der Level zu hoch, sollte man gegebenenfalls eine Gewebeprobe entnehmen lassen (siehe auch S. 25), um der Ursache auf den Grund zu gehen. Ihr Urologe wird sie dazu kompetent beraten.
Die Bestimmung des PSA-Wertes wird derzeit von der Wissenschaft (noch) etwas kontrovers diskutiert: Ein erhöhter PSA-Wert kann auf einen Prostatakrebs hinweisen. Das Problem liegt jedoch in der Interpretation dieser Werte, denn trotz erhöhtem Wert muss nicht zwangsläufig ein Tumor vorliegen. Dennoch ist der PSA-Test die beste Blutuntersuchung, die in der Medizin zur Entdeckung eines Prostatatumors zur Verfügung steht. Ob und wie oft für Sie ein PSA-Test sinnvoll ist, muss nach individuellen Faktoren entschieden werden. Als Faustregel kann gelten: Je jünger der Mann im »Vorsorgealter« ist, desto wichtiger ist der PSA-Test. Eine wichtige Selbsthilfe-Adresse für Patienten mit Prostatakrebs ist: www.prostatakrebs-bps.de.

Lungenkrebs – ein vermeidbares Risiko

Wie gefährlich Lungenkrebs ist, lässt sich bereits daran ablesen, dass es bundesweit nur eine einzige Selbsthilfegruppe für Lungenkrebskranke gibt (www.selbsthilfe-lungenkrebs.net). Der Grund ist ebenso banal wie brutal: Es macht nur für die wenigsten Betroffenen noch Sinn, sich zu einem Erfahrungsaustausch zusammenzusetzen. Die Zeit von der Diagnose bis zum Ende ist einfach zu knapp.
In Deutschland sterben pro Jahr mehr als 28.000 Männer (bei den Frauen sind es »nur« knapp 12.000) an Bronchial- und Lungenkrebs, und zwar im Durchschnitt in einem Alter von ca. 68 Jahren, zu einem Zeitpunkt also, an dem man sich eigentlich gemütlich zurücklehnen und mit den Enkeln spielen sollte. Die Hauptursache der Erkrankung ist – und daran gibt es nichts zu beschönigen – das Rauchen. 90 Prozent aller betroffenen Männer sind oder waren Raucher.
Lungenkrebs ist im Frühstadium kaum zu entdecken und in späteren Stadien kaum zu therapieren. Deswegen ist es leider eine Illusion zu glauben, die Medizin könnte hier viel ausrichten. Sehr viel sinnvoller wäre die verbesserte Aufklärung über die Gefahren des Rauchens, so wie dies in den USA geschieht – dort rauchen lediglich 25 Prozent der Erwachsenen, in Deutschland noch 50 Prozent.
Auch große Nichtraucherkampagnen, die sich speziell an Jugendliche wenden, wären sinnvoll. Der Kampf gegen Lungenkrebs darf nicht erst in der Klinik aufgenommen werden, er muss bereits im Elternhaus beginnen.

Impotenz – der Sexkiller

Bei einer großen Anzahl von Männern verweigert früher oder später der »beste Freund« seinen Dienst. In Deutschland sind zwischen 2,3 Prozent (30–39 Jahre) und 53,4 Prozent (70-80 Jahre) der jeweiligen Altersgruppe betroffen. Das sollte sich ändern, schon der individuellen Lebensqualität zuliebe. Seriöse Untersuchungen ergaben, dass der größte Teil der Erektionsstörungen organische Ursachen hat. Nur etwa 15 bis 20 Prozent der Fälle von Impotenz sind seelisch bedingt. Bei den verbleibenden ca. 30 Prozent liegen »Mischfälle« vor. Verlässliche Zahlen gibt es leider kaum, da dieses Problem von vielen Männern aus falsch verstandener Scham nicht thematisiert wird. Auch Ärzte sprechen den Bereich in der Frageroutine noch viel zu selten an.
Doch so oder so: Dem Manne kann geholfen werden.

Die Medizin kennt heute eine stattliche Anzahl von Therapien – von der Testosteronsalbe (bei nachgewiesenem Hormonmangel) über Potenzpillen bis zu Penisprothesen –, die nahezu jede Lende zu neuem Leben erwecken können. Auch eine psychologische Beratung kann Wunder wirken, wenn die Ursachen in der Psyche zu suchen sind, und sei es nur, um das Verhältnis zur Partnerin zu entspannen und die sexuelle Messlatte etwas tiefer zu hängen.

Das größte Problem im Fall der Impotenz stellt das Schweigen der Männer (und Ärzte) dar. Impotenz ist ein Tabu. Kaum ein Mann traut sich, das Thema überhaupt anzusprechen. Deshalb ist der Arzt gefordert. Er sollte seinem Patienten das Gefühl vermitteln, sich jederzeit auch zu sexuellen Problemen äußern zu dürfen. Das wiederum setzt auf Seiten des Arztes Problembewusstsein, Fachkenntnis und Fingerspitzengefühl voraus. Mit anderen Worten: Hier ist ärztliche Fortbildung gefragt.

Erektionsstörungen können sowohl physische wie psychische Ursachen haben. Leider konsultieren aus falsch verstandener Scham noch viel zu wenig Männer ihre Ärzte. Dabei könnte den meisten geholfen werden!

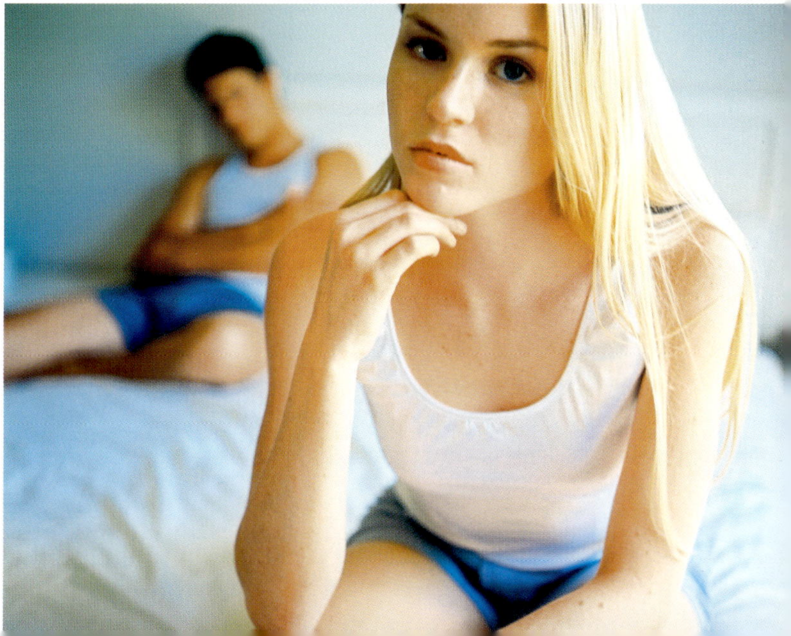

WIR PLÄDIEREN FÜR EIN NEUES MÄNNERBEWUSSTSEIN

Es gibt viele gute Gründe, für ein neues männliches Selbstbewusstsein zu plädieren, und zwar im wahrsten Sinne des Wortes: Der Mann muss sich seiner selbst und seines Körpers mehr bewusst werden. Er sollte seine Scheu vor Ärzten und auch seine Ängste vor Untersuchungs- und Behandlungsmethoden ablegen. Die angebotene Gesundheitsvorsorge sollte wahrgenommen werden. Der Doktor soll Freund und Männerberater werden! Auch außerhalb der Arztpraxis lohnt es sich, ein klein wenig mehr auf eine gesündere Lebensführung zu achten. Und das alles aus einer zutiefst männlichen Motivation: aus Verantwortung! Aus Verantwortung gegenüber der Ehe- oder Lebenspartnerin, gegenüber den Kindern und gegenüber dem Arbeitgeber oder dem eigenen Unternehmen. Aber vor allem aus Verantwortung gegenüber sich selbst. Und es lohnt sich, wie wir noch sehen werden.

Im Gegenzug sollte die Medizin in Zukunft mehr Energie darauf verwenden, die spezifischen Männerprobleme und -krankheiten zu erforschen und entsprechende Behandlungsmethoden zu entwickeln. Dazu gehört auch, das Lebensumfeld der Männer genauer auszuleuchten und in die Diagnose und Behandlung mehr mit einzubeziehen, als es im Normalfall bisher getan wird. Eine stetig wachsende Gruppe von praktizierenden Medizinern beschäftigt sich seit geraumer Zeit mit all jenen Faktoren, die ein Männerleben ausmachen: der genetischen Grundausstattung, dem mit zunehmendem Alter ins Wanken geratenden Hormonhaushalt, schlechter Stressverarbeitung, permanenter Psychobelastung, einer falschen Ernährung, der allgemeinen Ärztescheu.

Diese Männerärzte verordnen keinen prallen Bizeps und keinen Waschbrettbauch. Statt dessen kümmern sie sich intensiver und kompetenter um das Leiden und Leben der Männer, als alle anderen Ärzte zusammen dies bisher getan haben.

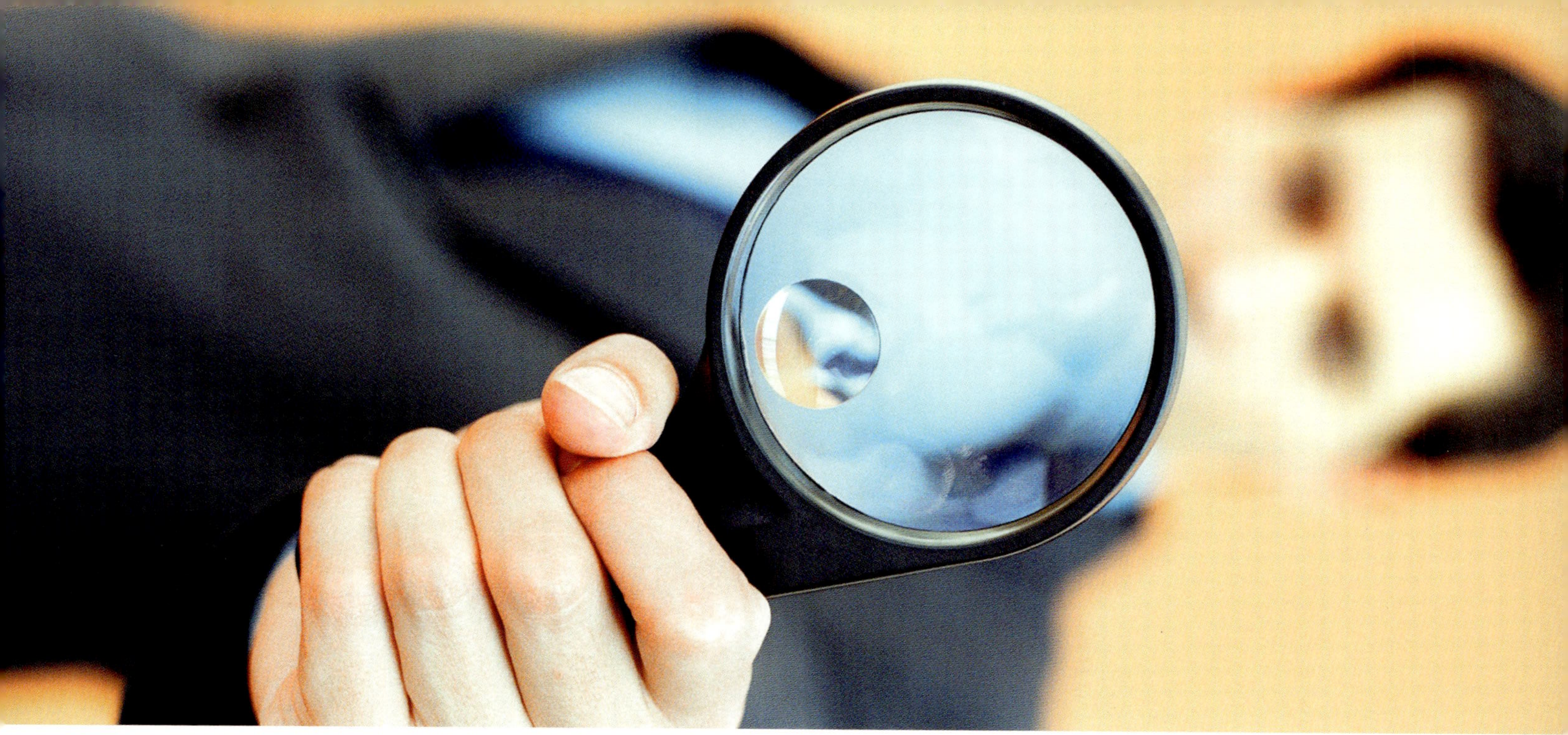

ZUR INSPEKTION BITTE!

WARUM MÄNNER REGELMÄSSIG ZUR VORSORGE-UNTERSUCHUNG GEHEN SOLLTEN – UND WAS SIE DAVON HABEN

EIN PROMI ALS VORBILD

Er hatte Prostatakrebs und musste sich operieren lassen. Zeitweise hatte die Operation zu einer Erektionsstörung geführt. Er riet vor laufender Kamera allen amerikanischen Männern, regelmäßig zur Krebsvorsorge zu gehen. Rudolph Giuliani, Ex-Bürgermeister von New York, setzte damit ein vorbildhaftes Zeichen. Und es wäre schön, wenn auch in Deutschland mehr Prominente für eine regelmäßige und früh einsetzende Krebs- sowie generelle Gesundheitsvorsorge der Männer werben würden. Denn auch wenn in unserer Gesellschaft nach wie vor die Frauen als das schwächere Geschlecht gelten, in puncto Lebenserwartung (und nicht nur hier) sind dies de facto die Männer.

Die Vorsorge als wichtigste Anti-Aging-Maßnahme

Die Frauen machen es uns also vor: Da ist mehr drin! Im Durchschnitt leben sie sieben Jahre länger als wir Männer. Machen wir uns also auf den Weg, diese Lücke in der statistischen Lebenserwartung gegenüber den Frauen zu schließen. Nicht allein aus sportlichem Ehrgeiz, der uns Männern ja so gerne nachgesagt wird. Es geht auch nicht nur um den statistischen Wert und nicht allein darum, einfach immer nur älter zu werden. Alt werden an sich ist schließlich kein Wert. Erstrebenswert ist vielmehr –, und jede Umfrage würde diese Aussage wohl mit überwältigender Mehrheit bestätigen – auf einem möglichst hohen körperlichen und geistigen Niveau so alt wie möglich werden zu können, also sich auch im Alter eine hohe Lebensqualität zu erhalten. Und dafür kann man in der Tat einiges tun, und zwar sowohl in puncto Lebensführung als auch in medizinischer Hinsicht. Das Bündel dieser Maßnahmen nennt man neudeutsch auch »Anti-Aging«. Dies hat nichts mit Wunderpillen gegen das Altern und der Suche nach dem Jungbrunnen zu tun, sondern umschreibt sämtliche Maßnahmen zur lebensverlängernden medizinischen Vorsorge und gesundheitsbewussten Lebensführung.

Rudolph Giuliani brach das Tabu und rief vor laufenden Kameras die Männer zur regelmäßigen Krebsvorsorge auf.

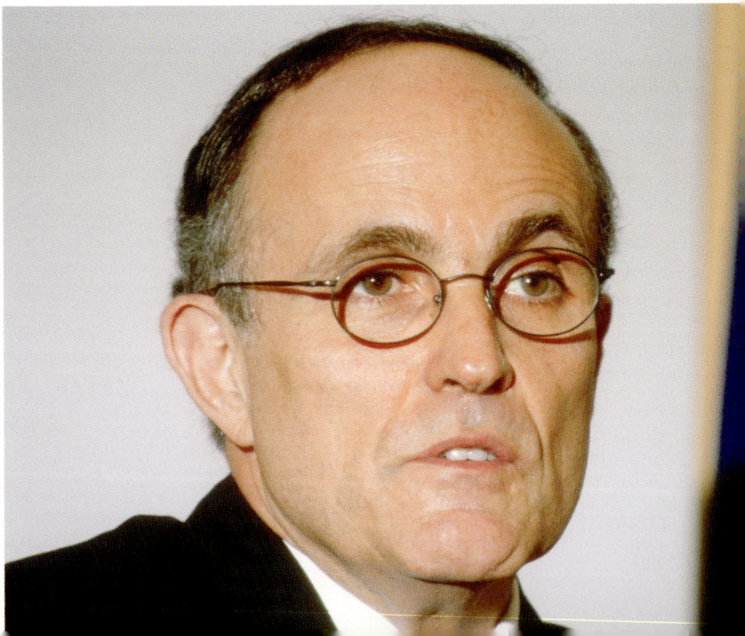

Alt werden an sich ist kein Wert!

50 Prozent des Alterns sind neuesten Untersuchungen zufolge wahrscheinlich genetisch bedingt. Die restlichen 50 Prozent sind allerdings von der ganz individuellen Lebensführung abhängig – und somit beeinflussbar. Doch der Kampf gegen das Alter bzw. für Gesundheit und Fitness im Alter beginnt nicht erst, wenn man ein gewisses Alter erreicht hat. Im Gegenteil: Bereits in jungen Jahren kann man durch das Drehen an den entscheidenden Stellschrauben in unserer Lebensführung einiges dafür tun, dass wir das Leben, auch im hohen Alter, körperlich und geistig aktiv in vollen Zügen genießen können – und das möglichst lange gemeinsam mit der Lebenspartnerin oder Ehefrau.

Mit das wichtigste Element für den Erhalt der Gesundheit in jungen Jahren wie auch im Alter (und damit für ein wirklich gelungenes Anti-Aging) sind und bleiben vor allem die Vorsorgeuntersuchungen. Man könnte sagen: Die Vorsorge ist zwar nicht alles, aber ohne die Vorsorge ist – gerade beim Mann – doch alles nichts.

Vorsorge – ist das wirklich nötig?

Viele und vor allem ernste Erkrankungen kündigen sich meist nicht an oder ihre Vorboten sind dezent. Je früher Krankheiten allerdings diagnostiziert werden, desto größer ist die Wahrscheinlichkeit eines Heilungserfolgs. So hat zum Beispiel ein im Anfangsstadium entdeckter bösartiger Stimmbandtumor eine Heilungschance von 95 Prozent, und zwei von drei an Darmkrebs erkrankten Menschen könnten überleben, wenn die Erkrankung frühzeitig erkannt würde. Das Gleiche gilt für den Prostatakrebs, den inzwischen häufigsten Tumor bei älteren Männern.

Wenn sich Ihr Frühstück im Alter nicht in erster Linie aus Pillen und Tabletten zusammensetzen soll, sorgen Sie vor! Noch haben Sie es in der Hand.

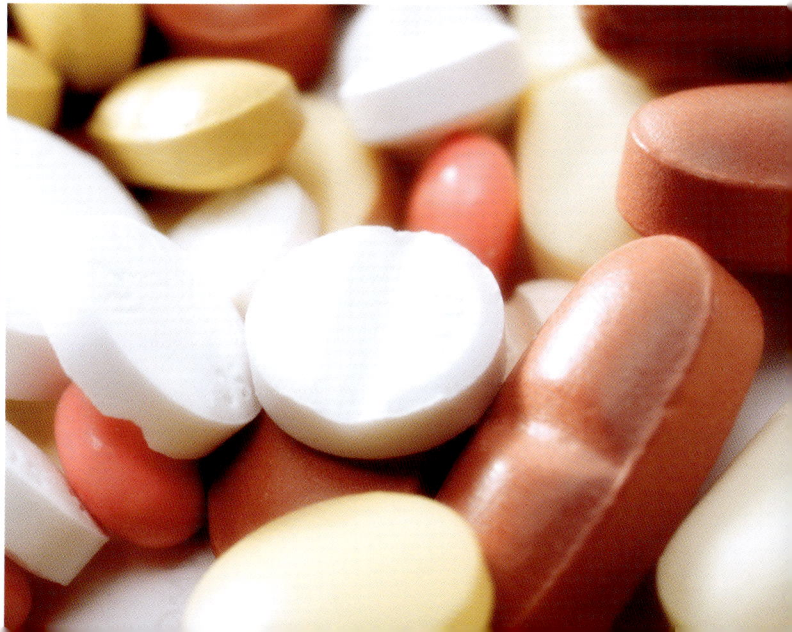

VORSORGE – DIE WICHTIGSTEN FRAGEN

Wer sollte ab welchem Alter zur Vorsorge?
Die gesetzlichen Krankenkassen zahlen für Männer vom 35. Lebensjahr an jedes zweite Jahr einen Gesundheits-Check (siehe rechts), Früherkennung von Krebserkrankungen ab dem 45. Lebensjahr. Für bestimmte Krankheiten kann eine Vorsorgeuntersuchung aber bereits in jüngeren Jahren sinnvoll sein. Entweder als leicht durchzuführende Eigenuntersuchung oder als gezielte Vorsorgeuntersuchung durch den Arzt (siehe S. 23). Hodenkrebs (siehe S. 34) zum Beispiel tritt am häufigsten zwischen dem 20. und 35. Lebensjahr auf. Bei rechtzeitiger Diagnose und Behandlung beträgt die Heilungsrate über 90 Prozent.

Wann sollte man zur Vorsorge?
Wann Sie zur jährlichen Vorsorge gehen, spielt keine Rolle. Einen bestimmten Monat zum jährlichen Vorsorgemonat zu erklären, zum Beispiel den Januar, macht aber durchaus Sinn. Der Check findet dann jedes Jahr erneut zur gleichen Jahreszeit statt – und wird deshalb nicht so leicht vergessen.

Wie oft sollte man zur Vorsorge?
Für die meisten Checks genügt ein jährlicher Turnus, für manche reicht auch ein zweijähriger. Besprechen Sie die zeitliche Abfolge mit Ihrem behandelnden Arzt.

Welcher Arzt führt die Vorsorge durch?
Erster Ansprechpartner ist meist der Hausarzt. Für bestimmte Vorsorgeuntersuchungen, ob im Rahmen der gesetzlichen Vorsorge oder auf eigene Rechnung, ist die Überweisung zu einem Facharzt sinnvoll oder anzuraten.

Wie teuer sind Vorsorgeuntersuchungen?
Untersuchungen im Rahmen der Krankenkassenleistungen sind kostenfrei, aber im Umfang sehr limitiert. Vermehrt bieten Ärzte deshalb weiterführende Untersuchungen an, die etwas kosten, sich im Zweifel aber durchaus lohnen. Achten Sie dabei auf zwei Dinge: Es sollten keine unsinnigen und teuren Labortests durchgeführt werden. Und: Die Ärzte sollten für Sie nachvollziehbar und im Rahmen der »Gebührenordnung Ärzte« (GOÄ) abrechnen. Welche über die gesetzliche Vorsorgeuntersuchungen hinausgehenden Gesundheitschecks sinnvoll sind und was sie ungefähr kosten, finden Sie auf den Seiten 30 bis 32.

Alter	Art der Untersuchung	Wie oft	Gegenstand der Untersuchung
b 35. Lebensjahr	Check-up (Gesundheitsvorsorgeuntersuchung)	alle 2 Jahre	1) Ganzkörperuntersuchung: Blutdruck messen Herz abhören Bauch abtasten Wirbelsäulen- und Gelenk- untersuchung etc. 2) Blutuntersuchung: Cholesterin (ohne Untergruppen, also ohne Unterscheidung von HDL und LDL) Blutzucker 3) Urintest: Zucker rote Blutkörperchen (Hinweis auf Blutungen) weiße Blutkörperchen (Hinweis auf Entzündungen) Eiweiß (Hinweis auf Nierenschäden durch Bluthochdruck)
45. Lebensjahr	Krebsvorsorge	jährlich	1) Hautuntersuchung (Melanome) 2) Untersuchung auf Hodenkrebs 3) Abtasten der Prostata 4) Blutdruck messen 5) Blut im Stuhl (Testbriefchen) ab 55. Lebensjahr Darmspiegelung zweimal im Abstand von 10 Jahren Untersuchung des Darms auf Polypen und Darmkrebs
55. Lebensjahr	Darmspiegelung	zweimal im Abstand von 10 Jahren	Untersuchung des Darms auf Polypen und Darmkrebs

DIE VORSORGE DER GESETZLICHEN KRANKENKASSEN

Die in der vorangegangenen Tabelle aufgeführten Leistungen der gesetzlichen Krankenkassen sind kostenlos. Jeder Mann sollte die angebotenen Leistungen auch wirklich in Anspruch nehmen. Die beschriebenen Untersuchungen sind allerdings nur das absolute Minimum, was man seiner Gesundheit schuldet.

Männerärzte

Anders als bei der Gynäkologie, ist die Männermedizin bislang noch kein eigenes Fachgebiet, sie fällt in den Zuständigkeitsbereich der Urologen. Nur sie haben eine Ausbildung, die sich auch umfassend mit den rein männlichen Organen (z.B. Prostata, Hoden, Penis) befasst. Seit geraumer Zeit befasst sich aber auch eine wachsende Gruppe von Allgemeinmedizinern und Internisten mit der Vorsorge und Behandlung männerspezifischer Probleme und bildet sich dementsprechend fort (siehe S.9). Neben den gesetzlichen Vorsorgeprogrammen der Krankenkassen raten diese »Männerärzte« zu weiterführenden Labor- und Vorsorgeuntersuchungen (siehe S. 30-32), die zum Beispiel den Prostatakrebs und etwaige Störungen des Stoffwechsels oder des Hormonhaushalts betreffen. Diese Laboruntersuchungen müssen jedoch vom Patienten nach derzeitigem Stand der Dinge selbst bezahlt werden.
Nach Erfahrungen der Männerärzte werden mangels spezifischer Kenntnisse von Hormonhaushalt und Stoffwechsel beim Mann von Ärzten auch immer wieder Fehldiagnosen gestellt. Viele Männer werden zum Beispiel auf Depressionen behandelt, obwohl sie lediglich unter einem leicht zu behebenden Serotoninmangel leiden (Serotonin kommt als Hormon in der Hirnregion vor und steuert beim Menschen unter anderem den Gemütszustand, Schlafrhythmus, Sexualtrieb und die Temperatur im Körper). Zu selten wird außerdem das persönliche und berufliche Umfeld des Mannes, seine speziellen Lebensumstände, ausreichend gewürdigt.

Früh erkannt, sind die meisten Krankheiten heilbar. Also: Nutzen Sie die Vorsorge!

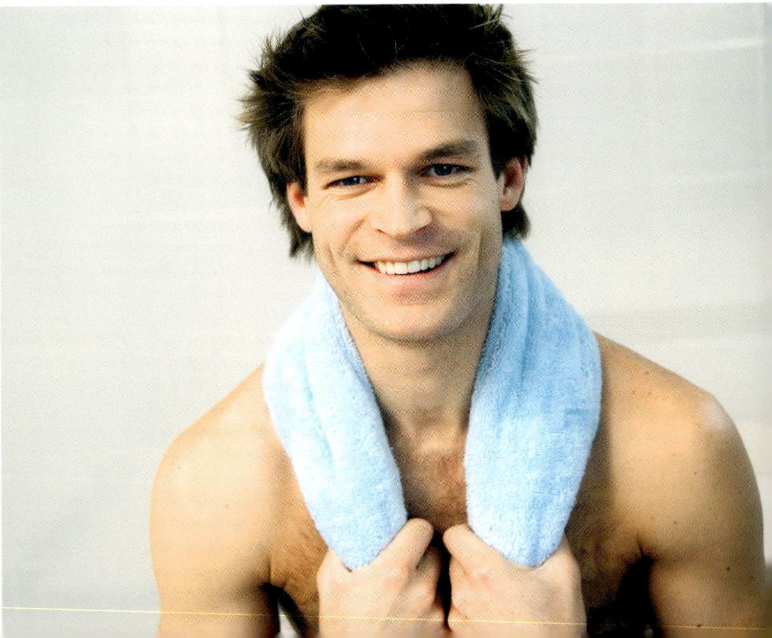

EMPFEHLENSWERTE PRIVATE VORSORGE-CHECKS

Im Folgenden können Sie sich einen Überblick verschaffen, welche medizinischen Gesundheitschecks Sie über die gesetzliche Vorsorgeuntersuchung hinaus durchführen lassen können. Von allen möglichen Untersuchungen sind hier nur die gängigsten und sinnvollsten aufgeführt. Es wird also kein Anspruch auf Vollständigkeit erhoben. Sprechen Sie Ihren Arzt auf die folgende Liste und die Übersichtstabelle (siehe S. 30-32) an und entscheiden Sie mit ihm gemeinsam, welche der Checks für Sie sinnvoll sind. Das bedeutet, Ihr Arzt sollte genau Ihre individuelle gesundheitliche Situation bewerten und dabei den gesundheitlichen Nutzen und die wissenschaftliche Qualität mit den Kosten, eventuellen gesundheitlichen Risiken und der Belastung möglicher Folgeuntersuchungen und -therapien abwägen.

Wenn Sie nicht privat versichert, also Mitglied in einer gesetzlichen Krankenkasse sind, müssen Sie diese so genannten »Individuellen Gesunheitsleistungen« (kurz: IGeL) aus eigener Tasche bezahlen. Das mag auf den ersten Blick abschrecken, aber – seien wir ehrlich – es gibt bei näherem Hinsehen schlechtere Anlagemöglichkeiten als die eigene Gesundheit.

Haut-Check

Die Frühformen von Hautkrebs werden von Laien oft übersehen. Scheinbar harmlose Leber- oder Altersflecken können bereits auf dem Weg sein, bösartig zu werden. Sonnenanbeter sind besonders bedroht. Im Zweifelsfall ist deshalb ein Hautcheck vom Scheitel bis zur Sohle beim Hautarzt angesagt. Zu empfehlen ab dem 35. Lebensjahr, alle sechs Monate.

Ein Ganzkörperhaut-Check kostet circa 25 Euro, wenn sich herausstellt, dass alles okay ist. Im anderen Fall zahlt die Kasse.

Augen-Check

Alle zwei Jahre sollten Sie Ihrem Augenarzt einen tiefen Blick in Ihre Augen gestatten. Frühzeitig zu erkennen sind auf diese Weise zum Beispiel Veränderungen am Sehnerv und an der Netzhaut. Die Spiegelung des Augenhintergrundes samt der dort verlaufenden Blutgefäße ist für insulinpflichtige Diabetiker sogar alle sechs Monate ein Pflichttermin und wird in diesem Fall auch von der Krankenkasse übernommen.

Auch die *Retinitis centralis serosa*, eine Netzhautentzündung, die durch Stress ausgelöst wird, kann so frühzeitig erkannt werden. Symptome sind vor allem unscharfes Sehen. Wird die Stress auslösende Ursache ausgeschaltet, erholt sich das Auge jedoch bald wieder.

Ein Augen-Check ist schon für unter 50 Euro zu haben.

Glaukom-Check (Grüner Star)

Charakteristisches Symptom des Glaukoms bzw. des Grünen Stars ist die allmähliche Verengung des Gesichtsfeldes. Ursache ist ein durch nicht abfließendes Kammerwasser erhöhter Augeninnendruck, der die Fasern des Sehnervs schädigt. In Deutschland sind etwa 800.000 Menschen daran erkrankt. 50 Prozent davon sind Männer.
Zehn Prozent aller Glaukomerkrankten über 40 Jahre sind gefährdet zu erblinden. Zu regelmäßigen Checks sollten Sie insbesondere dann gehen, wenn Glaukomerkrankungen in Ihrer Familie bekannt sind.

Lebensalter	bis 40 Jahre	40-60 Jahre	über 60 Jahre
Glaukomhäufigkeit	1%	2%	3%

Folgendes wird beim Augenarzt überprüft:
- Messung des Augeninnendrucks
- Beurteilung des Augenhintergrunds (besonders der Sehnervabgang)
- Untersuchung des Augenkammerwinkels
- gegebenenfalls Untersuchung des Gesichtsfelds

Besteht ein entsprechender Verdacht oder ein erhöhtes Erkrankungsrisiko, beispielsweise aufgrund einer durch Diabetes bedingten Veränderung am Auge, einer Kortisonbehandlung oder Augenverletzungen, wird der Glaukom-Check von den Krankenkassen getragen. Eine Garantie, dass ein Glaukom mithilfe der aufgeführten Untersuchungen entdeckt wird, kann jedoch nicht gegeben werden. Zu empfehlen alle zwei Jahre ab dem 40. Lebensjahr. Privat zahlen Sie ca. 15 bis 32 Euro.

Ab dem 40. Lebensjahr steigt die Anzahl der Neuerkrankungen von Grünem Star. 10 Prozent aller Männer haben einen grenzwertig erhöhten Augeninnendruck.

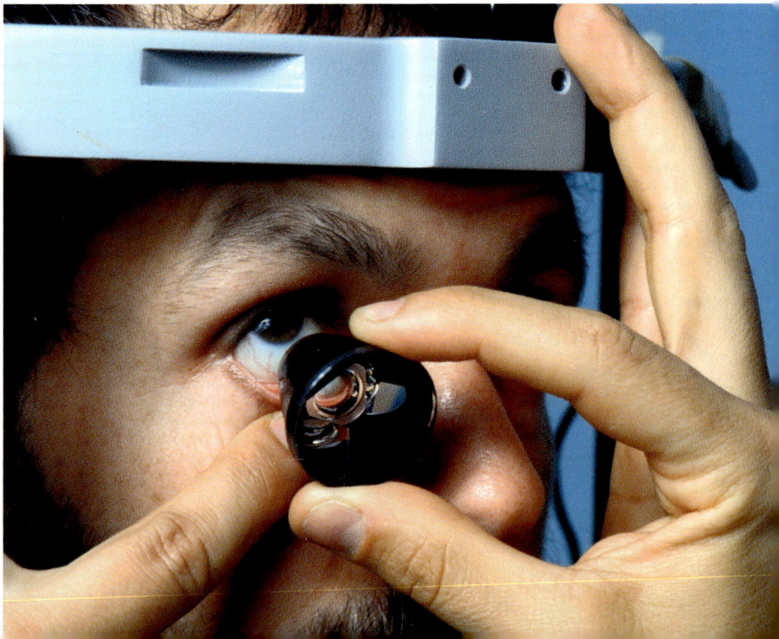

Ohren-Check

Der Eindruck, mit den Ohren sei alles in Ordnung, kann täuschen. Ohne einen gründlichen Test lässt sich nicht sagen, ob das Gehör einwandfrei funktioniert oder nicht. Wird ein Hörschaden offensichtlich, ist es meist schon zu spät. Lediglich eine Zunahme des bereits eingetretenen Hörverlusts lässt sich dann noch verhindern. Zu empfehlen alle fünf Jahre.
Ein guter Ohren-Check kostet ca. 50 Euro. Stellt sich heraus, dass das Gehör bereits einen Schaden hatte, springt oft die Kasse ein.

Stoffwechsel-Check

Cholesterin, Zucker, Kreatinin und Harnsäure – diese vier Stoffwechselprodukte werden bei einem Basis-Check sinnvollerweise untersucht. Diese Untersuchungen sind hilfreich, um das persönliche Risiko einzuschätzen, einen Herzinfarkt oder einen Schlaganfall zu erleiden bzw. an Diabetes oder einem Nierenproblem zu erkranken.
Aber auch das Homocystein im Blut kann bestimmt werden. Es kann dazu beitragen, dass die Einlagerung von Fetten in die Gefäßwände beschleunigt bzw. erst ermöglicht wird. Zu hohe Homocysteinwerte können auf einen Vitaminmangel deuten und sind ein Risikofaktor für die Entstehung von Gefäßverkalkung. Der Homocysteinspiegel steigt gewöhnlich ab dem 45. Lebensjahr. Diese Untersuchungen sind einmal im Jahr zu empfehlen und schlagen mit rund 35 Euro zu Buche.

PSA-Test

Hinter PSA verbirgt sich »Prostata Spezifisches Antigen«, ein Eiweiß-Tumormarker für Prostatakrebs. Eine gesunde Prostata fühlt sich weich an. Jede spürbare Verhärtung ist ein Hinweis auf einen Prostatatumor und muss weiter untersucht werden.

▶

Auch Stress kann für unscharfes Sehen verantwortlich sein.

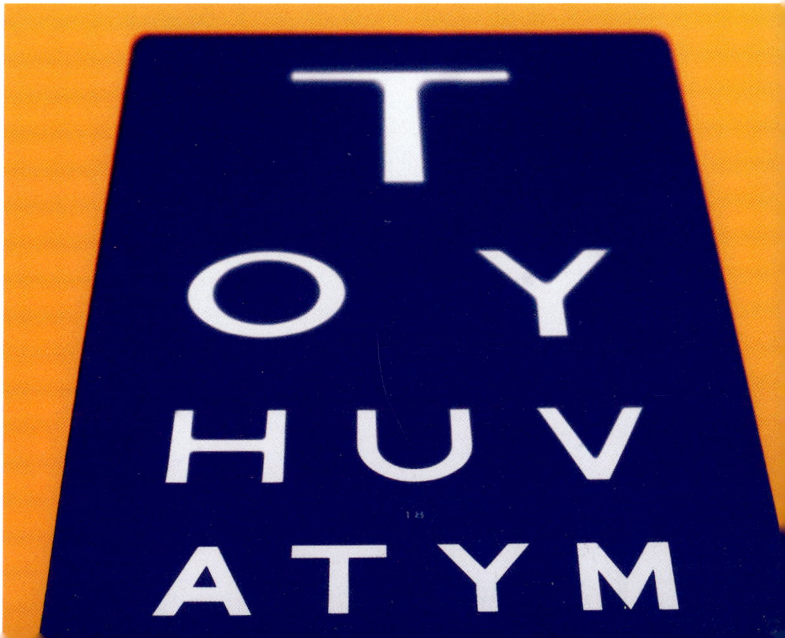

Prostatakrebs ist heimtückisch: Treten die ersten Beschwerden auf – Probleme beim Wasserlassen, Blut im Urin –, sind oft schon Metastasen entstanden. Um frühzeitig zu erfahren, ob in Ihrer Prostata ein Tumor zu wachsen beginnt, muss die Konzentration eines Eiweißes (PSA) bestimmt werden, das von der Prostata produziert wird und normalerweise nicht oder nur in ganz geringen Mengen im Blut nachweisbar ist. Ein erhöhter PSA-Wert kann auf einen Tumor hindeuten, bevor er ertastet werden kann.

Der PSA-Test ist der spezifischste Labortest für eine Tumorerkrankung überhaupt. Aber der Test kann auch Probleme verursachen. Ein erhöhter PSA-Wert muss nicht zwangsläufig auf einen bösartigen Tumor hinweisen, sondern er kann auch verschiedene andere Ursachen haben. Daneben gibt es Tumore mit niedrigem PSA-Wert, die dieser Test nicht erkennen kann (ca. 15 Prozent).

Männer stehen bei der Entscheidung, einen PSA-Test durchführen zu lassen, grundsätzlich vor folgendem Problem: Einerseits kann die Feststellung eines erhöhten PSA-Werts diagnostische Eingriffe nach sich ziehen. Je nach Alter muss sich ein kleiner Tumor auch gar nicht unbedingt zu einer ernsthaften Erkrankung entwickeln. Andererseits ist ein in einem späteren Stadium entdeckter Prostatakrebs meist lebensbedrohlich und nicht mehr heilbar. Daher ist es höchst sinnvoll, einen Tumor frühzeitig zu entdecken.

Ihr Arzt sollte Sie zum Thema PSA-Test gut beraten und dabei alle Faktoren berücksichtigen, die den PSA-Wert beeinflussen können. Es sollte also eigentlich ein Urologe sein, der diesen Wert mit entsprechender Erfahrung interpretieren kann. Keinesfalls soll PSA zum »Panik Stimulierenden Antigen« werden. Richtig beraten und richtig interpretiert ist der PSA-Wert der »König der Tumormarker«.

Ein PSA-Test ist einmal im Jahr zu empfehlen, unter bestimmten Bedingungen auch öfter. Ratsam ist es, über Jahre eine »Biografie« seiner PSA-Werte anzulegen. Der Test soll möglichst

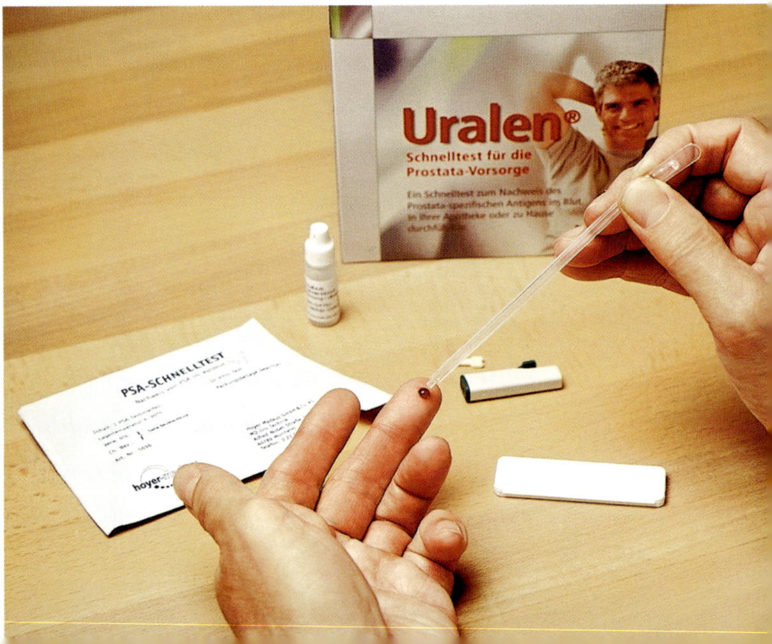

Ein PSA-Schnelltest misst ungewöhnliche Veränderungen in der Prostata, z.B. Entzündungen oder Krebs. Frühzeitig erkannt, ist Prostatakrebs heilbar.

immer im gleichen Labor erfolgen, um die Werte besser untereinander vergleichen zu können.
Ein PSA-Test kostet ca. 25 Euro.

Darmkrebsfrüherkennung

Darmkrebs ist häufig und im frühen Stadium leicht zu erkennen. Daher ist die Darmspiegelung in das Vorsorgeprogramm der Kassen aufgenommen worden. Die zur Darmkrebsfrüherkennung zählende körperliche Untersuchung und eine Darmspiegelung gibt es erst ab dem 55. Lebensjahr auf Kosten der Kasse, da ab dem 50. Lebensjahr die Zahl der Betroffenen deutlich ansteigt.
Die »Familiäre Darmpolypose« – Polypen, die wie Pilze im Darm wachsen – ist erblich und führt mit hoher Wahrscheinlichkeit zu Darmkrebs. Die Häufigkeit der »Familiären Darmpolypose« liegt bei Männern unter einem Prozent. Wer aber familiär belastet ist, sollte jedes Jahr zur Darmspiegelung gehen und sich auf Polypen untersuchen lassen.

Typische Anzeichen für Darmkrebs sind:

- Gewichtsverlust ohne plausible Erklärung
- Wechsel der Stuhlganggewohnheiten
- Gleichzeitiger Abgang von Wind und Stuhlgang
- Blut im Stuhl – sichtbar oder nicht sichtbar (feststellbar durch den Hausarzt mit Hilfe von Testbriefchen, sollte jährlich durchgeführt werden)

Männer, die an entzündlichen Darmerkrankungen leiden, denen Darmpolypen entfernt wurden oder die eine genetische Disposition für Dickdarmkrebs haben, können sich nicht auf einen Test auf Blut im Stuhl verlassen. Ihnen ist zu einer jährlichen Darmspiegelung zu raten. Sie kostet ca. 200 Euro.
Ein Schnelltest auf Blut im Stuhl (Stuhlbriefchen) von Ihrem Arzt oder aus der Apotheke kostet 15 Euro. Genauere Testverfahren zur Stuhluntersuchung werden von manchen Ärzten angeboten. Sie bieten eine höhere Sicherheit, Blut im Stuhl nachzuweisen, und kosten 20-50 Euro.

Schilddrüsen-Check

Zu niedrige oder zu hohe Schilddrüsenhormonwerte werden nicht selten vererbt und können schon bei jungen Menschen Probleme bereiten. Die Schilddrüse kann dann auch als Organ entsprechend verändert sein. In Deutschland gibt es im Süden wegen des Jodmangels deutlich mehr Schilddrüsenerkrankungen als im Norden. Ein Labortest, der die Höhe des Hormons TSH, das die Schilddrüse steuert, feststellt (23 Euro), sowie eine Ultraschalluntersuchung (27 Euro) verschaffen Klarheit.

Spritzen sollten erst etwas Bedrohliches bekommen, wenn Sie krank sind. Also: Beugen Sie vor!

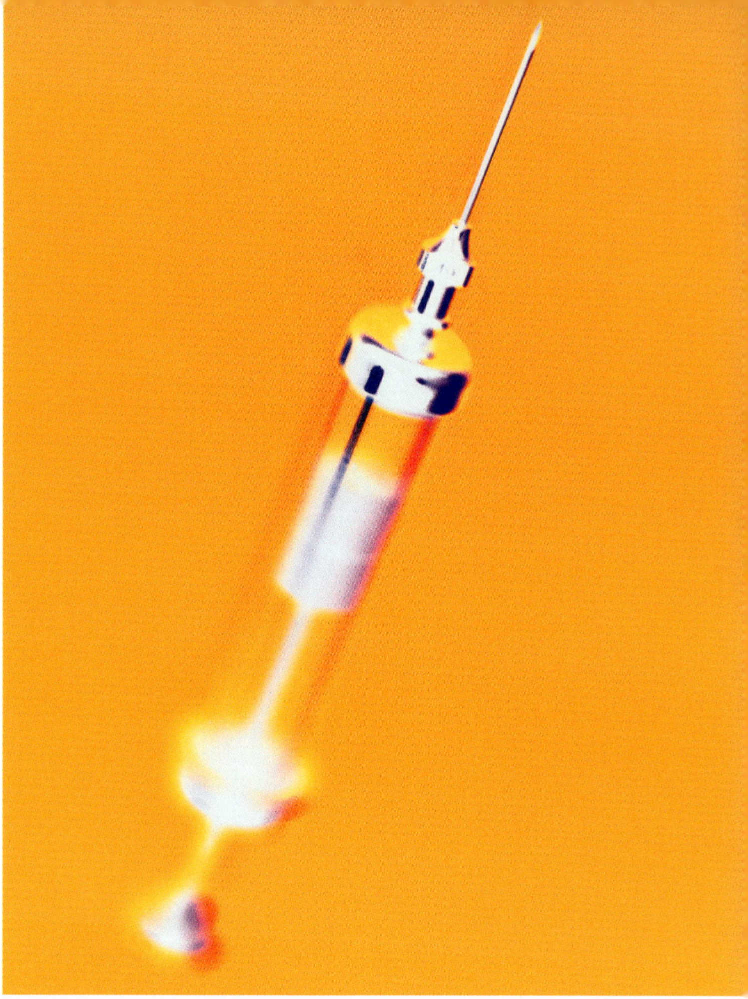

Nierenfunktions-Check

Mit dem 40. Lebensjahr kann der Blutfluss zu den Nieren wegen Veränderungen der Gefäße abnehmen. Folge ist u.a. eine eingeschränkte Filterfunktion der Nieren. Diese wird normalerweise durch die Nierenkörperchen (Glomeruli) erfüllt, kleinen Knäueln aus haarfeinen Blutgefäßen. Die Wände dieser Blutgefäße sind so dünn, dass sie nur für kleine Moleküle wie überschüssiges Wasser, Salze, Stoffwechselabbaureste, z.B. Kreatinin, Harnsäure und Harnstoff, Rückstände von Medikamenten oder für Gifte durchlässig sind. Diese verlassen somit den Blutkreislauf, gelangen in den Harn und werden ausgeschieden. Größere Moleküle, z.B. die Blutkörperchen oder Eiweiße, können dieses feine Netz nicht passieren. Sie bleiben im Blut erhalten.
Entzündungen, Tumore, Diabetes und Blutgefäßerkrankungen können zu einer Funktionsstörung der Nieren führen, d.h., dass das Filternetz der Nierenkörperchen für größere Moleküle durchlässig wird. Ein erhöhter Wert von Zucker, roten Blutkörperchen und Eiweiß im Urin kann hierauf hinweisen. Ebenfalls Klarheit über Ihre Nierenfunktion erlauben die Werte von Kreatinin, Harnstoff, Natrium und Kalium im Blut.
Einmal jährlich zu empfehlen. Kostet ca. 10 Euro.

Zwischen dem 50. und 60. Lebensjahr können zudem bösartige Nierentumore auftreten. Im Rahmen einer regelmäßigen Krebsvorsorge sollte in diesem Alter auch ein Ultraschall der Nieren erfolgen. Die Krankenkassen übernehmen die Kosten aber routinemäßig nicht (im Rahmen der Vorsorge ist keine Ultraschalluntersuchung vorgesehen!).
Kosten eines Nieren-Ultraschalls rund 36 Euro.

Herz-Kreislauf-Check

Im Alter von 30 bis 45 Jahren ist es sinnvoll, seine Risikofaktoren für Herzerkrankungen alle ein bis drei Jahre abklären zu lassen. Im Alter von 45 bis 55 nehmen die Erkrankungen der Herzkranzgefäße zu. In diesem Fall ist ein jährlicher Herz-Kreislauf-Check dringend zu empfehlen. Bei bestehendem Bluthochdruck oder hoher Stressbelastung ist zusätzlich eine Ultraschalluntersuchung der linken Herzkammer sinnvoll.

Risikofaktoren für Herz-Kreislauf-Erkrankungen:

- Rauchen
- Übergewicht
- Bewegungsmangel
- Bluthochdruck
- hohe Blutfettwerte
- hohes Fibrinogen (Stoff der Blutgerinnung)
- Diabetes

Bestandteile des Herz-Kreisklauf-Checks:

- normale Blutdruckmessung
- 24-Stunden-Blutdruckmessung bei den Risikofaktoren Rauchen, hoher Alkoholkonsum, Übergewicht, Bewegungsmangel und berufliche Stressbelastung
- jedes Jahr einen Check von Blutfettwerten und Fibrinogen (Stoff der Blutgerinnung)
- bei erhöhten Werten oder früheren Herzproblemen jährlich ein EKG

Die jeweiligen Kosten sind hier schwer zu ermitteln, weil einige Checks sich mit Krankenkassenleistungen überschneiden. Lassen Sie sich einen Kostenvoranschlag machen.

EINE OPTIMALE VORSORGE

Sinn machen die bis hierher genannten Vorsorgeuntersuchungen nur, wenn die einzelnen Bestandteile nach Alter und besonderen Risikofaktoren zusammengestellt werden. Die folgende Liste gibt Ihnen eine Übersicht, wie und wann die Vorsorgeuntersuchungen eine optimale medizinische Sicherheit gewährleisten:

VORSORGE – DIE WICHTIGSTEN UNTERSUCHUNGEN

Untersuchungen	Ein Muss für jeden	allgemein empfehlenswert	empfehlenswert nur	ideales Alter	ungefä Koste
Persönliche Krankengeschichte: frühere Erkrankungen, Unfälle, Verletzungen, Operationen, Untersuchungen, Therapien, Medikamente etc.	■			jedes Alter	■
Berufliches und privates Umfeld, Rolle in der Gesellschaft	■			jedes Alter	■
Erheben der Krankengeschichte, aktuelle Probleme und Beschwerden körperlicher und seelischer Art	■			jedes Alter	■
Krankengeschichte der Familie: Herzinfarkte bei Eltern, Großeltern, Verwandten 1. Grades, Schlaganfälle etc.	■			jedes Alter	■
Gesundheitsverhalten und Lebenswandel: Trink- und Essgewohnheiten, Alkohol- und Nikotinkonsum, Sexualleben etc.	■			jedes Alter	■
Sorgfältige körperliche Untersuchung inklusive eines Hautchecks	■			jedes Alter	■
Labortests					
Blutbild und Blutsenkung		■		ab 35	ca. € 10,-
Leber- und Nierenwerte		■		ab 35	ca. € 20,
Nüchternblutzucker und HbA1c-Wert		■	HbA1c nur bei grenzwertigem Nüchternblutzuckerwert oder bekanntem Diabetes	ab 35	ca. € 13,-
Gesamtcholesterin sowie HDL- und LDL-Cholesterin	■			ab 35	ca. € 10,-

bortests	Ein Muss für jeden	allgemein empfehlenswert	empfehlens-wert nur	ideales Alter	ungefähre Kosten
V-Antikörper			zum Beispiel nach ungeschütztem Geschlechtsver-kehr außerhalb monogamer Beziehungen	jedes Alter	ca. €20,–
stosteron				ab 40	ca. €20,–
SA-Wert (Marker für Prostatatumore)				ab 40	ca. €25,–
hnelluntersuchung des Urins auf offe wie Zucker, Albumin, Bakterien c.				jedes Alter	ca. €5,–
ntersuchungen					
lastungs-EKG				ab 30	ca. €25-60,–
traschalluntersuchung des Herzens			zum Beispiel bei Herzer-krankungen in der Krankenge-schichte oder Familienkran-kengeschichte	ab 30	
raschalluntersuchung der ßen Halsgefäße			zum Beispiel bei Schlaganfällen in der Kranken-geschichte oder Familienkran-kengeschichte	ab 30	
ngenfunktionstest			zum Beispiel bei Asthma in der Krankenge-schichte oder Familienkran-kengeschichte oder entspre-chenden Symp-tomen	ab 20	ca. €20-40,–
rtest				ab 20	ca. €10,–
htest				ab 25	ca. €10,–

Untersuchungen	Ein Muss für jeden	allgemein empfehlenswert	empfehlens-wert nur	ideales Alter	ungefäh Koste
Augeninnendruckmessung und Augenhintergrundspiegelung				ab 40	ca. € 15-20,–
Ultraschalluntersuchung der Schilddrüse			zum Beispiel bei Schilddrüsen-erkrankungen in der Kranken-geschichte oder Familienkranken-geschichte	ab 40	ca. €30,–
Tastuntersuchung von Prostata und Enddarm				ab 40 ab 45 GKV Vorsorge	**ca. € 10,-**
Ultraschalluntersuchung von Prostata, Nieren und Leber			zum Beispiel bei entsprechenden Vorerkran-kungen und genetischer Disposition	ab 40	ca. €60,–

Kostenlegende: Für manche Untersuchungen ist ein »Kombi-Pack« möglich, der zwischen 100 und 150 Euro liegt. Besprechen Sie die Kosten am besten vorher mit Ihrem Arzt.

WAS MAN DARÜBER HINAUS NOCH TUN KANN

Damit besonders bei Herz-Kreislauf-Vorsorgeuntersuchungen möglichst nur Gutes herauskommt, möchten wir Ihnen an dieser Stelle noch ein paar weitere Vorsorgemaßnahmen ans Herz legen, die Sie im Sinne eines Selbstmanagements in Sachen Gesundheit in Erwägung ziehen sollten.

Wechselduschen

Erst das rechte Bein von unten nach oben kalt abbrausen, dann das linke. Danach kommen die Arme dran. Anschließend das Procedere mit warmem Wasser wiederholen. So werden die Blutgefäße trainiert, was einerseits hilft, Bluthochdruck zu verhindern. Andererseits verbessern trainierte Blutgefäße die Abwehrkräfte.
Kostet ca. 0,375 Cent pro Wechseldusche.

Gute Matratze

Im Schlaf entspannen sich die Muskeln. Die Bänder und Gelenke der Wirbelsäule werden jedoch anfälliger für Überlastungen, wenn sie die ganze Nacht in einer unbequemen Haltung verharren müssen. Verspannungen sind die Folge. Eine gute Matratze ist auch eine gute Vorsorge. Latex ist als Material für eine Matratze besonders gut geeignet, weil Latex liegefest und gleichzeitig elastisch ist. Wichtig: Achten Sie darauf, dass die Dichte der Matratze zu Ihrem Körpergewicht passt!
Eine gute Matratze kann über 500 Euro kosten, hält dafür aber in der Regel zehn Jahre.

Fitnesstest

Ein ausführliches Gespräch mit dem Arzt und ein Lungenfunktionstest gehen voraus. Dann wird auf dem Laufband unter EKG- und Blutdruckkontrolle die Leistungsfähigkeit gemessen. Eine detaillierte Auskunft über den tatsächlichen Fitnessstand erhält man, wenn nach jeder Belastungsstufe Blut für eine Laktatmessung abgenommen wird.
Ein umfangreicher Fitnesstest empfiehlt sich für all diejenigen, die sportlich ambitioniert sind.
Inklusive einer ausführlichen Auswertung und Trainingsempfehlung kostet der Test rund 300 Euro. Kombinationsseminare Ernährung und Fitness sind bei Ihrem Männerarzt für 150-200 Euro zu haben.

Rücken-Check

Mit 35 Jahren machen sich oft schon erste Verschleißerscheinungen an der Wirbelsäule bemerkbar. Vorbeugend sollte man etwas für seine Rückenmuskulatur tun: Sport- und Fitnesscenter bieten in der Regel Rücken- und Bauch-Trainingskurse an. Achten Sie darauf, dass das Trainingspersonal eine entsprechende Ausbildung vorweisen kann.
Ein guter Orthopäde kann zudem durch eine eingehende klinische Untersuchung Statikfehler in der Wirbelsäule feststellen. Auch den Einsatz eines computergesteuerten Mess-Systems könnte

man in Erwägung ziehen (www.tometric.de). Die Methode ist strahlungsfrei und ermöglicht es, die korrekte Stellung von Füßen, Wirbelsäule und Becken zu ermitteln.
Die Kosten für eine Messung liegen bei 135 Euro. Die Untersuchung durch den Orthopäden kostet weniger als die Hälfte.
Wenn Sie mehr als 25.000 Kilometer im Jahr im Auto sitzen, sollten Sie zudem über einen orthopädischen Fahrersitz nachdenken. Der ist besser gefedert, fängt damit Straßenunebenheiten besonders gut ab und schützt so Ihre Wirbelsäule. Damit Sie stets ergonomisch korrekt hinter dem Lenkrad sitzen, gehört eine Unterstützung der Lendenwirbelsäule dazu.
Ab Werk gibt es orthopädische Sitze für den PKW für 850 Euro. Eine sinnvolle Ergänzung wäre eine Sitzheizung – macht noch mal rund 200 Euro.

Hoden-Check

Alle zwei Monate sollte man zum Beispiel in der Badewanne oder unter der Dusche mit warmem Wasser seine Hoden nach krebsverdächtigen Verhärtungen abtasten. Hodenkrebs ist in der Altersgruppe von 20 bis 35 die häufigste Krebsform bei Männern. Die beste Vorsorge besteht im Abtasten der Hoden: Tasten Sie sie auf Schwellungen (schmerzhafte ebenso wie schmerzlose) ab. Achten Sie auch auf ein Ziehen oder Schweregefühl in der Leiste oder im Hoden. Und erschrecken sie nicht gleich, wenn sie beim Tasten etwas erfühlen – das ist meistens harmlos, Sie sollten es aber dennoch vorsichtshalber von Ihrem Arzt untersuchen lassen.

Ganzkörper-Computer-Tomografie

Wer das Geld hat und auf Nummer sicher gehen will, dem sei noch gesagt, dass die Medizin mittlerweile die so genannte Ganzkörper-Computer-Tomografie anbietet. Mit Hilfe eines leistungsfähigen Computer- oder Kernspin-Tomografen kann man Aufnahmen von jedem Teil des Körpers erstellen lassen. Verengte Herzkranzgefäße lassen sich so ohne riskanten Herzkatheter-Eingriff diagnostizieren. Auch Tumore im Frühstadium können so erkannt werden (dies hängt allerdings von ihrer Größe und von der Qualität des Tomografen ab). Schon ein zwei Millimeter großer Tumor kann so erkannt werden.
Kostet mindestens 1200 Euro.

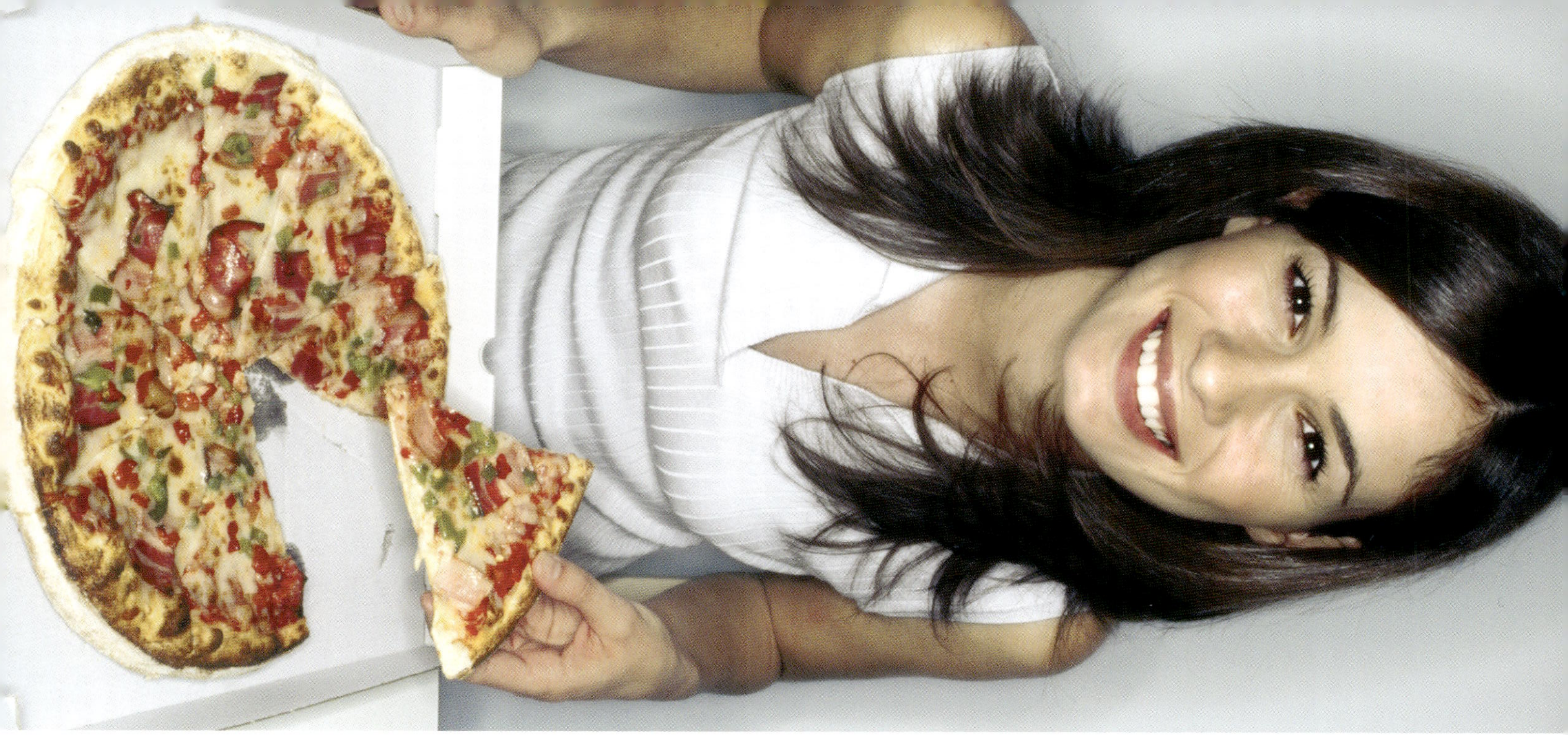

WIE MANN SICH ERNÄHRT, SO FÜHLT MANN SICH (AN)

WAS MÄNNER ÜBER ESSEN UND TRINKEN WISSEN SOLLTEN

Die junge Frau auf der vorhergehenden Seite ernährt sich sicherlich nicht ausschließlich von Pizza und Junk-Food! Warum Sie?

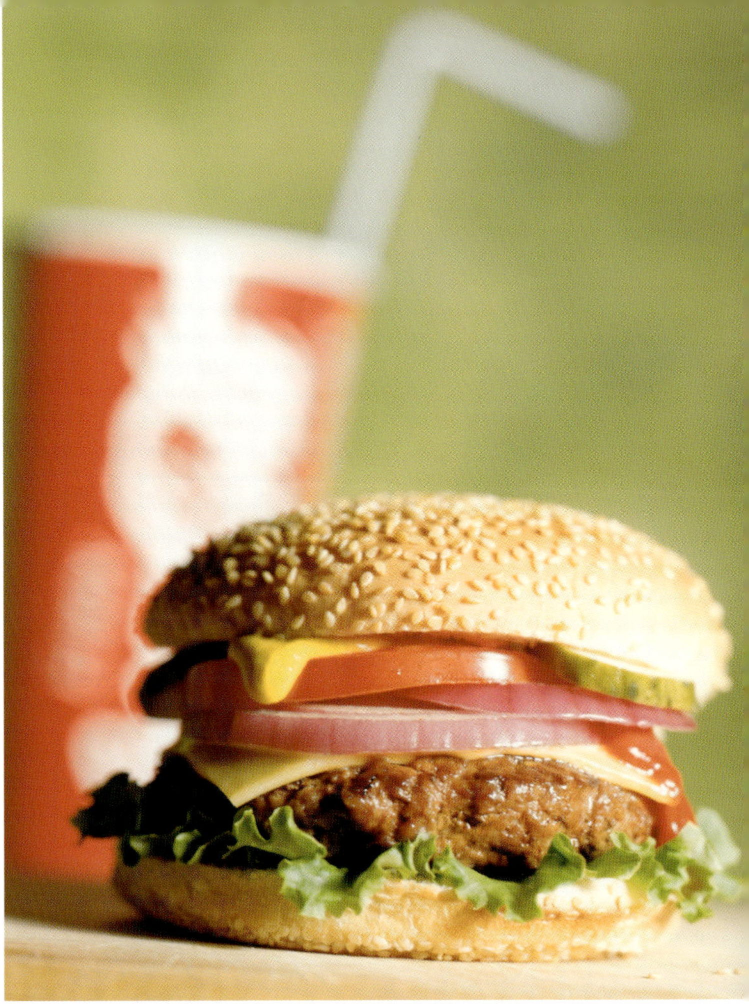

WEISSBLECH SÄUMT DAS MÄNNERLEBEN

Es ist ein wenig zugespitzt, ja. Aber deswegen ist es ja nicht falsch zu behaupten: Männer lieben Dosen. Und das hat Gründe. Denn: Was wäre der Mann ohne Dosen? Vermutlich verhungert. Mittelfristig jedenfalls hängt der Mann an der Dose wie so mancher Patient am Tropf. Manch einen ereilt dieses Schicksal sogar auf längere Sicht, auf lebenslange Sicht.

Lediglich in der ersten Phase ihrer Existenz führen die meisten Männer ein weitestgehend dosenfreies Dasein. Denn: Bis der Mann die Schwelle des elterlichen Hauses überschreitet, um ein eigenständiges Leben zu führen, nährt ihn seine Mutter. Einmal aber aus der mütterlichen Fürsorge entlassen, wollen Männer unabhängig und frei sein, sie wollen die Welt erobern, wollen Karriere machen, etwas aufbauen und bewegen. Ob Manager oder Handwerker: Männer sind von Anfang an sehr beschäftigt. Da bleibt nicht viel Zeit, sich mit den Feinheiten der Nahrungsaufnahme zu befassen. Mit anderen Worten: Wo einst Muttis Kochtopf für die Grundversorgung mit Nährstoffen sorgte, übernehmen für lange Zeit Dose und Tüte das Regiment. Dass das nicht gerade gesund ist, liegt auf der Hand: Fast 70 Prozent der 30- bis 50-jährigen Männer leiden an Übergewicht.

Männer lieben Junk-Food

Manch ein Mann hält allerdings schon die Einrichtung einer heimischen Küche für überflüssig. Diese Männer sind in der Regel Vertreter einer außerhäuslichen Verpflegung. Und sie ernähren sich gleichermaßen abenteuerlich wie die Vertreter der Dosenfraktion. Mit ein bisschen Glück erhalten die Küchenmuffel wenigstens mittags ein vom Arbeitgeber subventioniertes Kantinenessen, das eine halbwegs schmackhafte und im besten Fall ausgewogene Versorgung mit Nährstoffen und Vitaminen sicherstellt. Ansonsten wird in der Mittagspause und abends vor allem das gegessen, was an jeder Straßenecke für kleines Geld zu bekommen ist: Junk-Food – die klassische Currywurst mit Pommes und Mayo, der Döner mit Pommes und Mayo, das Schnitzel mit Pommes und Mayo, der halbe Gockel mit Pommes und Mayo, der Hamburger mit Pommes und Mayo oder – Abwechslung muss sein – die fetttriefende Salamipizza. Dazu ein Bier. Oder Cola. Köstlich! Und für zwischendurch: ein klebriger Schoko-Karamell-Riegel oder ein wenig Blätterteiggebäck, das so viel Fett wie 30 normale Brötchen enthält.

Essen ist Frauensache

Wenn solche Männer nicht zufällig auf Frauen treffen, die sich ihrer annehmen und sich ein wenig um ihr leibliches Wohl kümmern und auf eine entsprechende Ernährung achten, sind typische Zivilisationskrankheiten vorprogrammiert: Herz-Kreislauf-Probleme, Krankheiten der Verdauungsorgane, Diabetes etc. Denn solcherlei Ungemach fällt nicht vom Himmel. Zu ca. 50 Prozent, so schätzt man, werden solche und andere Krankheiten durch eine falsche oder einseitige Ernährung verursacht.

> Mann isst, was auf den Tisch kommt!

Natürlich: Es gibt sie, die anderen Männer, die sich um ihre Ernährung selbst kümmern, die in etwa wissen, was wo drin ist, die wissen, was Mann braucht, und, vor allem, was Mann nicht braucht. Es gibt sogar Männer, die auf gutes, abwechslungsreiches und gesundes Essen besonderen Wert legen, weil sie gerne essen und weil sie auf ihre Gesundheit achten. Ja es gibt sogar Feinschmecker, die gerne einkaufen, kochen und ein gutes Essen als eine kleine oder auch größere Kulturleistung erachten. Doch machen wir uns nichts vor: Die meisten Männer, das darf man wohl ungestraft behaupten, haben keine Ahnung vom Essen. Sie sind von Kindesbeinen darauf konditioniert, dass Essen Frauensache ist. Der Mann isst, was auf den Tisch kommt. Und wenn nichts auf den Tisch kommt: Es gibt ja Dosen. Und Junk-Food.

Bewusst essen und trinken – eine Frage männlicher Autonomie

Es ist schon seltsam, dass ausgerechnet wir Männer (vor allem wir deutschen Männer, im Gegensatz zum Beispiel zum italienischen oder französischen Mann) offenkundig so wenig Ehrgeiz in einem gerade für die Gesundheit, aber vor allem auch für die Lebensqualität so wichtigen Lebensbereich entwickeln. Für jeden anderen – für die berufliche Karriere, für Sport, für Autos und Modellflugzeuge, für Musik und Technik und vieles mehr – können wir erhebliche Energien freisetzen. Nur bei der Ernährung schalten wir auf Durchzug. Dabei führen wir mit Essen und Trinken unserem Körper jene Treibstoffe zu, die er wie ein Motor braucht, um rund zu laufen. Körperliche und geistige Fitness sind ohne eine entsprechende Ernährung nicht zu erzielen.

Warum also kümmern wir uns nicht mehr um eine ausgewogene, gesunde und lustbetonte Ernährung? Warum dehnen wir den männlichen Autonomiebegriff nicht auch auf diesen Lebensbereich aus? Warum machen wir uns das Thema Essen und Trinken nicht mehr zu eigen? Das ist nicht ehrenrührig!

Für alle, die nunmehr einen ersten Schritt in diese Richtung wagen wollen, möchten wir als Einstieg im Folgenden einen kleinen Crash-Kurs anbieten: Worauf sollten wir bei unserer Ernährung achten? Woraus besteht überhaupt unsere Nahrung, und wie wirkt sie sich auf unseren Körper aus? Ab wann ist man übergewichtig, und was hat man von Diäten oder Fasten? Mit welcher Ernährung leben wir gesund, und mit welcher nehmen wir tatsächlich ab? Kann man abnehmen und sich trotzdem satt essen? Wer all die im Folgenden aufgeführten Erkenntnisse ein wenig beherzigt, ist in Sachen gesundheitlicher Vorsorge bereits einen großen Schritt weiter. Sein Körper wird es ihm danken.

Bewusst essen und trinken ist nicht ehrenrührig!

MÄNNER-CRASH-KURS ERNÄHRUNG – DIE BASICS

Der Mensch ist von Natur aus ein Mischköstler. Das heißt, er ernährt sich von tierischen und pflanzlichen Produkten, die dem Körper Eiweiße (auch Proteine genannt), Fette, Kohlenhydrate, Vitamine, Mineralien und Spurenelemente zuführen. All diese Stoffe benötigt der Körper, um zum Beispiel Energie für körperliche Arbeit, für Sport oder für die einfache Fortbewegung freizusetzen, um Zellprozesse, beispielsweise den Aufbau und die Erneuerung von Organen, zu bewerkstelligen, er benötigt sie zur Fortpflanzung und zur Wärmeerzeugung. Ohne ein entsprechendes ausgewogenes Nahrungsmittelangebot wird der Körper krank.

Eiweiße (Proteine)

Eiweiße sind organische Verbindungen, die der Körper aus so genannten Aminosäuren aufbaut. Der Mensch kann die meisten der 20 Aminosäuren selbst bilden. Einige jedoch, die nicht selbst vom Körper produziert werden können, die so genannten essenziellen Aminosäuren, müssen über die Nahrung aufgenommen werden.

Funktion: Alle Zellen des Körpers benötigen Proteine. Sie können nur wachsen oder sich erneuern, wenn man ausreichend Proteine zu sich nimmt. Besonders für den Muskelaufbau, als Baustein für die Bildung von Hormonen, Enzymen (die biochemische Reaktionen ermöglichen und beschleunigen) und zur Immunabwehr (Antikörper) sind Proteine unabdingbar.

Vorkommen: Tierische Eiweiße sind in Fleisch, Fisch, Geflügel und Milchprodukten enthalten. Pflanzliche Nahrungsmittel wie Hülsenfrüchte, Getreide und Sojabohnen sind ebenfalls reich an Proteinen.

Problem: Bei der Verdauung gerade der tierischen Eiweiße entstehen im Körper unter anderem gesundheitsschädliche so genannte Purine. Ältere und/oder Menschen mit einer genetischen Disposition haben Schwierigkeiten, bei einem zu hohen Fleischkonsum diese Purine vollständig abzubauen. Als mögliche Folge können früher oder später Gichtbeschwerden auftreten. Ein weiteres Problem besteht im Abbau von Calcium in den Knochen durch eine zu hohe Proteinaufnahme. Denn beim Abbau von Proteinen entstehen Ammonium- und Sulfationen (aus den Amino- bzw. Schwefelgruppen der Aminosäuren). Um diese Säuren zu neutralisieren, werden aus den Knochen Calciumcarbonate und -citrate freigesetzt, was zu einer erhöhten Knochenbrüchigkeit führen kann. Eine einseitige, zu eiweißreiche Ernährung kann also krank machen.

Kohlenhydrate

Kohlenhydrate sind einfache Moleküle, die aus Kohlenstoff (C), Sauerstoff (0) und Wasserstoff (H) bestehen. Kohlenhydrate werden von den grünen Pflanzen im Verlauf der so genannten Photosynthese gebildet. Dabei entstehen zunächst einfache Zuckermoleküle (z.B. Glukose), die unter anderem zu langen kettenartigen Kohlenhydrat-Molekülen, der so genannten Stärke, zusammengesetzt werden können. Auch einfacher Zucker zählt zu den Kohlenhydraten.

Funktion: Kohlenhydrate stellen dem Körper die Energie zur Verfügung. Je kleiner sie sind, desto schneller können sie als Energielieferant abgerufen werden. Für die Zuckerverwertung im Körper spielt das Hormon Insulin eine entscheidende Rolle, weil es den Blutzuckergehalt steuert. Unter Einfluss des Insulins wird der Zucker z.B. zum Gehirn oder in die Muskulatur transportiert, wo seine Energie benötigt wird. In den Muskeln kann Zucker auch als so genanntes Glykogen gespeichert werden, das bei Bedarf als schneller Energielieferant zur Verfügung steht.

Vorkommen: Kohlenhydrate sind in vielen Obst- und Gemüsesorten enthalten, aber auch in Milch und Milchprodukten (Milchzucker) sowie vor allem in Getreide, Kartoffeln und Hülsenfrüchten, die vornehmlich Stärke enthalten.

Problem: Viele Ernährungswissenschaftler sehen in einer kohlenhydratreichen Ernährung, die also viel Brot, Kartoffeln, Nudeln etc. beinhaltet, ein Problem, weil überschüssige Kohlenhydrate im Stoffwechselprozess in Depot-Fette umgewandelt werden können und somit über kurz oder lang zu einem unerwünschten Übergewicht führen. Wie hoch der überschüssige Anteil an den Kohlenhydraten ist, hängt damit zusammen, wie schnell sie in Einfachzucker umgewandelt werden können, d.h., wie schnell wir sie verdauen können.

Fette

Fette sind extrem energiereich und bestehen – chemisch betrachtet – aus einem Kohlenstoffgrundgerüst, an dem die so genannten Fettsäuren hängen. Bei den Fettsäuren unterscheidet man ungesättigte und gesättigte Fettsäuren. Beide Fettsäuregruppen spielen unterschiedliche Rollen für die Ernährung und die Gesundheit. Gesättigte Fettsäuren sind z.B. in tierischen Fetten wie Butter, Speck, aber auch in Bratfetten und Kokos- oder Palmöl enthalten. Eine zu hohe Aufnahme von solchen Fetten gilt als gesundheitlich problematisch (siehe unten).
Ungesättigte Fettsäuren hingegen, wie sie vor allem in Oliven-, Sonnenblumen- oder Rapsöl, in Nüssen und Samen und im Fett von Fischen (Sardinen, Makrelen, Lachs) enthalten sind, stehen in dem guten Ruf, gesundheitlich positiv zu wirken. Sie wirken cholesterinsenkend, liefern Vitamin E und helfen somit bei der Vorbeugung gegen Arteriosklerose (Infarkt, Schlaganfall). Fischtran scheint vor allem vor Darm- und Bauchspeicheldrüsenkrebs (bei Frauen auch vor Brustkrebs) zu schützen.
Funktion: Fette sind wichtige Energielieferanten. Darüber hinaus liefern sie die Vitamine A, D, E und K und ermöglichen die Aufnahme weiterer fettlöslicher Vitamine. Im Körper nehmen Fette wichtige Aufgaben bei der Bildung der Zellmembran und der Biosynthese von Kohlenstoffverbindungen wahr. Zudem sind Fette bedeutende Geschmacksträger.

Wenn es am Mittag schon schnell gehen muss, greifen Sie lieber zu Sushi oder anderen Fischgerichten. Das fördert die Gesundheit!

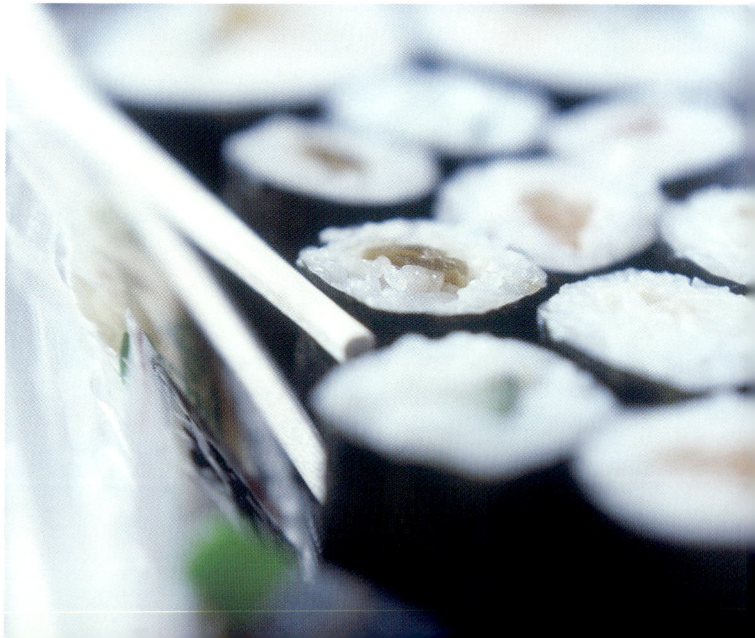

Vorkommen: Fette kommen in einer Vielzahl von Lebensmitteln vor. Hierzulande werden ca. 22 Prozent des Fettkonsums aus Gebäck, Kuchen, Keksen, Puddings, Schokolade und Bonbons etc. aufgenommen, ca. 15 Prozent aus Milchprodukten wie Käse, Joghurt oder Quark, ca. 25 Prozent aus Fleisch und Aufschnitt, ca. 16 Prozent aus Butter und Margarine, nur ca. 3 Prozent aus den gesunden Fischfetten, 4 Prozent aus Eiern und Eierspeisen, ca. 14 Prozent aus Suppen, Saucen, Dressings, Eintöpfen und Knabberkram und leider nur 1 Prozent aus Ölfrüchten wie Oliven oder Nüssen.
Problem: Zu viel Fett macht krank und übergewichtig. Das Zuviel an aufgenommener Energie wird als Depot-Fett eingelagert und sorgt somit für Übergewicht, einem der gefährlichsten Risikofaktoren für Herzinfarkt und Schlaganfall. Bei einem gestörten Fett-Stoffwechsel können tierische Fette zudem den Cholesterinspiegel erhöhen, der ebenfalls Herz-Kreislauf-Probleme (Infarkt, Schlaganfall) begünstigen kann.

Ballaststoffe

Ballaststoffe sind Kohlenhydrate, die der menschliche Organismus nicht verwerten kann. Gleichwohl sind sie von nicht unerheblichem Nutzen. Ballaststoffe füllen den Magen und machen satt, ohne Energie zu liefern.
Funktion: Ballaststoffe regen die Verdauung an, wirken Verstopfungen entgegen, senken den Cholesterinspiegel und beugen vermutlich der Entstehung von Dickdarmkrebs vor.
Vorkommen: Ballaststoffe sind vor allem in Vollkornprodukten, Obst, Gemüse, Kartoffeln und Hülsenfrüchten enthalten.
Problem: Ein Zuviel an Ballaststoffen führt zu Blähungen und kann die Aufnahme von Calcium erschweren.

Sekundäre Pflanzenstoffe

Unter dem Begriff »sekundäre Pflanzenstoffe« subsumiert man ca. 10.000 verschiedene Substanzen, die als Farb-, Aroma-, Geruchs- und Geschmacksstoffe wirken.
Funktion: Sie beugen Krebs und Herz-Kreislauf-Erkrankungen vor, hemmen Entzündungen und Bakterien, senken Cholesterin- und Blutzuckerwerte und stärken die Immunabwehr.
Vorkommen: Man findet sie in Obst, Gemüse.

Das kleine Mineralstoff-Einmaleins

Auch wenn Mineralstoffe kaum mehr als ca. 5 Prozent des Körpergewichts ausmachen, erfüllen sie doch ausgesprochen wichtige Funktionen im Körper. Mindestens 16 Mineralstoffe und Spurenelemente (Mineralstoffe, die man nur in Kleinstdosen, also in Spuren, benötigt) sind notwendig, um den Körper gesund und funktionstüchtig zu erhalten. Da man sie in der Regel nur in sehr geringen Mengen braucht, reicht eine Aufnahme über die Nahrungszufuhr normalerweise aus. Dies sollte bei einer ausgewogenen Ernährung kein Problem darstellen.

Das kleine Vitamin-Einmaleins

Ohne Vitamine geht es nicht. Und die meisten Vitamine kann der Körper nicht selbst herstellen. Deshalb sind sie ein wichtiger Bestandteil der Ernährung. Auf der folgenden Doppelseite finden Sie auf einen Blick die wichtigsten Vitamine, ihr Vorkommen und ihre Funktionen.

GESUNDE ERNÄHRUNG

Getreideprodukte, Obst und Gemüse, Fleisch, Fisch und Wurstwaren, Milch und Milchprodukte sowie Fette und Öle sind die wichtigsten Bestandteile der menschlichen Nahrung. In all diesen Nahrungsmitteln befinden sich die oben genannten Bestandteile einer gesunden Ernährung. Doch wie kann Mann nun gewährleisten, dass er sich ausreichend ausgewogen ernährt?

Dazu vorab eine Bemerkung: Gesundheit im Zusammenhang mit Ernährung bedeutet einerseits, eine ausreichende Versorgung mit all den oben genannten vitalen Inhaltsstoffen zu gewährleisten, und andererseits, Übergewicht zu vermeiden, das eins der größten gesundheitlichen Risiken darstellt (siehe S. 47). Es kann an dieser Stelle jedoch kein individueller Ernährungsplan und schon gar nicht eine Rezeptsammlung folgen. Zu individuell sind die einzelnen Vorlieben und Essgewohnheiten. Zu unterschiedlich sind auch die individuellen Grundvoraussetzungen: So verwertet der eine Nahrungsmittel eher schlecht und nimmt trotz großer Mengen nicht zu. Der Nächste verwertet sie (zu seinem Bedauern) sehr gut und setzt trotz größter Zurückhaltung sehr viel schneller die ein oder andere Speckrolle an. Der eine verrichtet harte körperliche Arbeit und benötigt insgesamt mehr Energie (ca. 3.000 bis 4.000 Kalorien pro Tag). Der andere sitzt hauptsächlich im Büro und braucht dementsprechend weniger Energie (ca. 1.500 Kalorien). Und wer Kraftsport betreibt, muss sich anders ernähren als jemand, der intensiven Ausdauersport betreibt.

Die auf den Seiten 43 bis 45 aufgeführten Mengenempfehlungen sollen demnach nur eine ungefähre Orientierung ermöglichen. Auch Kalorientabellen haben sich in der Vergangenheit als nicht sonderlich nützlich erwiesen, aus dem einfachen Grund, weil im Alltag kaum jemand mit einer Kalorientabelle umherzulaufen bereit ist. Es soll im Folgenden also kein sklavisch zu beachtender Ernährungs-, Kalorien- oder Diätplan erstellt werden, vielmehr möchte ich Ihnen eine allgemeine Ernährungsempfehlung an die Hand geben. Die allerdings sollte man, unabhängig von allen individuellen Unterschieden, im Sinne der eigenen Gesundheit beherzigen. Damit wäre schon viel gewonnen.

eralstoffe	Vorkommen	Funktion	täglicher Bedarf für Männer	Mangelerscheinungen
cium	Milch, Milchprodukte, Hülsenfrüchte, Vollkornprodukte	Das Mineral für Knochen und Zähne, Blutgerinnung Nervenimpulsübertragung, Blutgerinnung.	800 mg	Osteoporose, Muskelschwäche
orid	Salz und salzhaltige Lebensmittel	Das Mineral für den ausgeglichenen Wasserhaushalt.	830 mg	kaum möglich
um	Bananen, Aprikosen, Nüsse, Kartoffeln, Trockenobst	Das Mineral für einen regelmäßigen Herzschlag. Wirkt auch Blutdruck regulierend. Wichtig für den Wasserhaushalt.	2000 mg	Herzrhythmusstörungen, Durst, Teilnahmslosigkeit
gnesium	Hülsenfrüchte, Vollkornprodukte, Nüsse, Gemüse	Das Mineral für Zähne, Knochen und Nervenimpulsübertragung.	350 mg	Muskelkrämpfe, Teilnahmslosigkeit
rium	Salz, Wurst, Käse	Das Mineral für den Wasserhaushalt, Nerven und Muskeln.	550 mg	kaum möglich. Wenn, dann sind es Krämpfe und zu niedriger Blutdruck.
sphor	tierische und pflanzliche Eiweiße	Das Mineral für Zähne, Knochen und die Nährstoffverwertung.	1200 mg	kaum möglich
renelemente				
om	rotes Fleisch, Leber, Ei, Käse, Vollkornprodukte	Das Spurenelement für einen geregelten Blutzucker- und Cholesterinspiegel.	50-200 mg	Glukoseunverträglichkeit und erhöhter Cholesterinspiegel
n	rotes Fleisch, Leber, Ei, dunkelgrünes Blattgemüse	Das Spurenelement für den Blutfarbstoff und den Energiestoffwechsel.	10 mg	Blutarmut, Erschöpfung, Infektionsanfälligkeit
r	Tee, Trinkwasser	Das Spurenelement für die Zähne.	1,5-4 mg	Zahnverfall
	Seefisch, Meeresfrüchte, Algen, jodiertes Speisesalz	Das Spurenelement für die Schilddrüse.	0,2 mg	Kropf, Teilnahmslosigkeit, raue Haut
fer	Meeresfrüchte, Leber, Nüsse	Das Spurenelement für die Knochen u. das Bindegewebe.	1,5-3 mg	selten
gan	Nüsse, Hülsenfrüchte, Spinat, Grünkohl, Vollkornprodukte	Das Spurenelement für die Energieumwandlung, Knochen und Bindegewebe.	2-5 mg	keine
ybdän	Hefe, Leber, Hülsenfrüchte, Blattgemüse, Vollkornprodukte	Das Spurenelement für die Enzymbildung und gesunde Erbanlagen.	0,25 mg	kaum möglich
wefel	tierisches und pflanzliches Eiweiß	Bestandteil wichtiger Aminosäuren	unnötig	kaum möglich
n	Fisch, Fleisch, Milchprodukte, Linsen	Das Spurenelement für den Zellschutz und die Entwicklung der Geschlechtsorgane.	0,1 mg	verringertes Wachstum, verzögerte Geschlechtsreife
	Austern, Getreide, Fleisch, Sonnenblumenkerne	Das Spurenelement für normales Wachstum, das Immunsystem und die Enzymwirkung.	15 mg	Infektionsanfälligkeit, Appetitlosigkeit, Wachstumsstörungen

Vitamin	Vorkommen	Funktion	täglicher Bedarf für Männer	Mangel-erscheinungen
Vitamin A (Retinol) und Carotin	Leber, Karotten, Orangen, Paprika, Spinat, Margarine	Das Vitamin gegen Nachtblindheit und zur Unterscheidung von Hell und Dunkel. Schützt Körperzellen vor schädlichen Umwelteinflüssen. Haut, Zahnfleisch und Haare bleiben gesund und schön. Die Vorform des Vitamin A, das Carotin, schützt die Haut vor UV-Licht.	1 mg	Nachtblindheit, Zerfall der Netzhaut Austrocknen der Schleimhäute, Infekt onsanfälligkeit
Vitamin B_1 (Thiamin)	Geflügel, Vollkornprodukte, Kartoffeln, Hülsenfrüchte, Schweinefleisch	Das Vitamin für Nerven, Muskeln und regelmäßigen Herzschlag. Das Gehirn braucht Vitamin B_1, um aus Zucker Energie herstellen zu können.	1,3 mg	geschwollene Glied ßen, Muskelschwäc geistige Verwirrung
Vitamin B_2 (Riboflavin)	Hülsenfrüchte, Milch, Milchprodukte, Reis, Fleisch, Eier, Seefisch	Das Vitamin fürs Zellenwachstum. Haut und Schleimhäute werden widerstandsfähig gegen äußerliche Angriffe.	1,7 mg	verringerte Bildung roter Blutkörperche Müdigkeit, Infektion der Haut, typische Probleme bei stark Sonneneinstrahlun oder trockener Kält z.B. Einrisse in den Mundwinkeln
Vitamin B_5 (Pantothensäure)	Milch, Eier, Fleisch, Fisch, Vollkornprodukte	Das Vitamin für Hormone, Enzyme und zur Umwandlung von Nahrung in Energie.	6 mg	Abgeschlagenheit
Vitamin B_6 (Pyridoxin)	Grünkohl, Kartoffeln, Geflügel, Fisch, Eier, Schweinefleisch, Innereien, Mais, Bananen	Das Vitamin fürs Blut. Nötig für die Bildung des Blutfarbstoffes Hämoglobin, der den Sauerstoff von der Lunge zu den Zellen transportiert. Wichtig fürs Nervensystem und für die Umwandlung von Eiweiß in Energie.	1,8 g	Blutarmut, Müdigk und Depression
Vitamin B_{12} (Cyanocobalamin)	Leber, Eier, Milch, Milchprodukte	Das Vitamin für die Bildung der Blutzellen im Knochenmark. Darüber hinaus ist es am Aufbau des Anti-Stress-Hormons Serotonin beteiligt. Gute Laune steht und fällt mit dem Vitamin B_{12}.	3 mg	Blutarmut, wunde Stellen im Mund u auf der Zunge, Dep sionen
Vitamin C (Ascorbinsäure)	Zitrusfrüchte, Paprika, Blattgemüse, Kartoffeln, Melonen	Das Vitamin für die körpereigenen Abwehrkräfte. Schützt auch die Körperzellen, indem es schädliche Stoffwechseltrümmer abräumt, wie sie beim Rauchen oder durch zu viel Sonne entstehen.	75 mg	Müdigkeit, Appetitverlust, Parodontos Infektionsanfälligke schlechte Wundhei

itamin	Vorkommen	Funktion	täglicher Bedarf für Männer	Mangelerscheinungen
itamin D (Calciferol)	Fisch, Leber, Eigelb	Das Vitamin, das unseren Calcium- und Phosphorhaushalt reguliert. Diese beiden Mineralstoffe machen unsere Knochen hart.	Vom Körper durch Sonnenstrahlen selbst herstellbar. Wer sich viel in geschlossenen Räumen aufhält: 10 g	Osteoporose
tamin E (Tocopherol)	Nüsse, Getreide, Fleisch, Fisch, Milch, Eier, Keimöl	Das Vitamin gegen Herzinfarkt. Wie Vitamin C schützt Vitamin E die Körperzellen vor aggressiven Stoffwechselprodukten. Zudem macht es das Bindegewebe elastisch und sorgt für ein reibungsfreies Miteinander der verschiedenen Gewebe im Körper.	12 mg	selten
tamin K	Grüngemüse wie Spinat, aber auch Milch, Fleisch und Vollkornprodukte	Das Vitamin für die Blutgerinnung. Selbst kleinste Schnittwunden würden ohne Vitamin K viel länger bluten.	80 g	Blutgerinnungsstörungen, aber meist nur infolge von Krankheiten
tamin B_6 (Pyridoxin)	Grünkohl, Kartoffeln, Geflügel, Fisch, Eier, Schweinefleisch, Innereien, Mais, Bananen	Das Vitamin fürs Blut. Nötig für die Bildung des Blutfarbstoffes Hämoglobin, der den Sauerstoff von der Lunge zu den Zellen transportiert. Wichtig fürs Nervensystem und für die Umwandlung von Eiweiß in Energie.	1,8 g	Blutarmut, Müdigkeit und Depression
otin (Vitamin H)	Sojabohnen, Erbsen, Bananen, Eigelb, Möhren, Weizenkeime	Das Vitamin für die Erneuerung der Zellen von Haut, Haaren und Fingernägeln. Eine biotinreiche Ernährung garantiert ein gutes Aussehen. Viele Haarshampoos und Kosmetika enthalten dieses Vitamin.	winzige Mengen reichen	selten: Haarausfall, Müdigkeit, Übelkeit
lsäure	Grünkohl, Feldsalat, Mais, Fisch, Fleisch und gerösteter Kaffee	Ein weiteres Vitamin für die Blutbildung. Ohne folsäurereiche Ernährung keine Fitness.	300 g	Störungen im Magen-Darmbereich, später kommen als Anzeichnen von Blutarmut Blässe, Mattigkeit und Herzbeschwerden hinzu.

Das wichtigste Ernährungsgesetz – Abwechslungsreichtum und Ausgewogenheit

In der rechts unten aufgeführten Nahrungspyramide sind die acht Lebensmittelgruppen entsprechend ihrem empfehlenswerten Anteil an einer ausgewogenen Ernährung angeordnet.
Getränke, idealerweise zuckerarme, sollten demnach in jedem Fall die Basis bilden (s. auch nächste Seite). Gemüse, Hülsenfrüchte und fruchtzuckerreiches Obst bilden zu gleichen Teilen die nächste Stufe; aus diesen Gruppen sollte man sich also über den Tag verteilt schwerpunktmäßig bedienen. Auf der dritten, deutlich kleineren Stufe finden wir Milch und fettarme Milchprodukte sowie Fisch, Fleisch und Ei. Hierauf folgen Getreide, Vollkornprodukte und Kartoffeln. An der Spitze der Pyramide stehen schließlich die Nahrungsmittel, denen man einen möglichst kleinen Platz im täglichen Ernährungsplan einräumen sollte, nämlich Alkohol, Zucker und Süßes sowie Fette und Öle.
Wer weiß, wie oft er sich aus jeder der Lebensmittelgruppen bedienen darf, wer innerhalb der Lebensmittelgruppen des Öfteren die einzelnen Lebensmittel wechselt und dabei auch noch die sich aus der Pyramide ergebenden ungefähren Mengenverhältnisse der unterschiedlichen Gruppen zueinander berücksichtigt, dürfte seinen Körper immer ausreichend mit allen notwendigen Nährstoffen versorgen.

Fisch – vorbeugend gegen Infarkt und Krebs

Auf ein Lebensmittel sei an dieser Stelle noch besonders hingewiesen: Fisch. Denn Fisch ist ein wahrer Gesundbrunnen. Er enthält nicht nur alle lebensnotwendigen Eiweißstoffe, er ist darüber hinaus auch fettarm und zudem leicht verdaulich. Gesundheitlich besonders wichtig ist auch der hohe Anteil an Jod, besonders im Seefisch. Jod benötigt der Mensch, um Schilddrüsenhormone herstellen zu können. Jodmangel kann das Wachstum eines Kropfes begünstigen, ca. 1,5 mg Jod braucht der Mensch im Schnitt täglich. Einmal in der Woche ein Gericht aus Seefisch reicht aber bereits aus, um den wöchentlichen Jodbedarf zu decken.
Damit aber nicht genug: Bei der Fahndung nach den Ursachen für Herzerkrankungen untersuchte man die Essgewohnheiten der unterschiedlichsten Nationen. Und dabei stellte man fest, dass in Ländern mit einem traditionell fischreichen Speiseplan – wie zum Beispiel in Japan oder auch in vielen mediterranen Ländern – Herz-Kreislauf-Erkrankungen statistisch seltener auftreten als anderswo. Der Grund dafür ist, dass Fisch einen besonders hohen Anteil mehrfach ungesättigter Fettsäuren (siehe S.40) enthält, die das Cholesterin im Blut nicht so sehr steigen lassen. Aus diesem Grund ist auch unter Eskimos der Herzinfarkt nahezu unbekannt. Und auch in den Mittelmeerländern, in denen weitaus mehr Fisch als Fleisch und viel rohes Gemüse und Olivenöl verzehrt wird, liegt die Zahl von Herz-Kreislauf-Erkrankungen deutlich niedriger als in

Deutschland. Darüber hinaus scheinen besonders die im Seefisch vorhandenen mehrfach ungesättigten Omega-3-Fettsäuren auch vor Darm- und Bauspeicheldrüsenkrebs zu schützen.

Und nicht vergessen: trinken, trinken, trinken!

Unser Körper besteht zu über zwei Dritteln aus Wasser. Es verwundert also nicht, dass Wasser für den Menschen lebenswichtig ist: Das wässrige Milieu der Zellen ist der Schauplatz für alle Stoffwechselprozesse, als Lösungsmittel ist es für die wasserlöslichen Vitamine unabdingbar, und sowohl an der Ver- als auch an der Entsorgung von Abfallstoffen ist Wasser in Form von Urin beteiligt. Über die Schweißbildung wird zudem verhindert, dass sich der Körper überhitzt. Aus eben diesen Gründen und um darüber hinaus die Nieren zu spülen und Harnwegsinfektionen zu verhindern, empfehlen Ernährungswissenschaftler, täglich ca. 1,5 bis 2 Liter Wasser, Mineralwasser oder verdünnte Obstsäfte zu trinken. Sportler, die viel schwitzen, sollten entsprechend mehr trinken (3 bis 4 Liter).

PROBLEM ÜBERGEWICHT

Das jüngste spektakuläre Opfer war gerade einmal drei Jahre alt: 38 Kilogramm wog das Kind, das in England an den Folgen seines Übergewichts starb. Die Organe hatten unter dem enormen Gewicht ihren Dienst versagt, das Mädchen starb schließlich im Krankenhaus an einem Herzinfarkt. Der aufsehenerregende Fall der Tochter einer asiatischen Einwandererfamilie war jedoch nur die Spitze eines Eisbergs. Alarmierende Studien belegen, dass Übergewicht – und in seiner extremsten Form die Fettsucht – eins der gravierendsten gesundheitlichen Probleme westlicher Industrienationen darstellt. Tendenz steigend!
Auch in Deutschland sind die Zahlen alarmierend. Laut Februarausgabe 2004 des Ärztefortbildungsheftes »Der Internist« gilt jeder Zweite hierzulande als übergewichtig. Und laut Verbraucherministe-

Obst, Gemüse und Hülsenfrüchte sollten den Hauptbestandteil unserer Nahrung ausmachen, danach kommen proteinhaltige Lebensmittel und schließlich Getreide und Kartoffeln. Ganz an der Spitze stehen Fette, Öle, Zucker und Alkohol – sie sollten nur in kleinen Mengen genossen werden. Nicht zu vernachlässigen ist die Flüssigkeitszufuhr, die mengenmäßig den größten Anteil ausmacht.

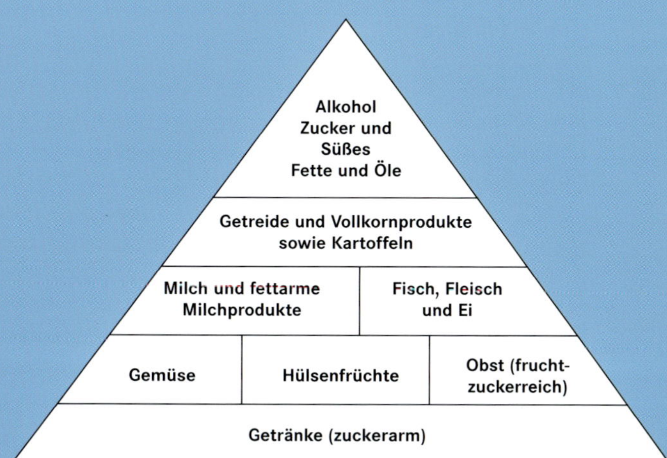

DIE SACHE MIT DEN KOHLENHYDRATEN

Die moderne Ernährungswissenschaft empfiehlt für die tägliche Ernährung einen Kohlenhydratanteil von mindestens 50 %, maximal 30 % sollte aus Fett bestehen und rund 15 % aus Proteinen. Wem diese Zahlen zu abstrakt erscheinen, der sollte noch mal einen Blick auf die Lebensmittelpyramide auf der vorherigen Seite werfen.
Aber Vorsicht: Zwar sollten Kohlenhydrate den wichtigsten Bestandteil unserer Nahrung bilden, jedoch müssen Sie dabei berücksichtigen, dass Kohlenhydrate von ganz unterschiedlicher Qualität sein können. So ist es zum Beispiel wenig sinnvoll, seinen Kohlenhydratanteil aus Haushaltszucker zu decken. Nimmt man dagegen Vollkornprodukte, Gemüse, Obst und Hülsenfrüchte zu sich, sind die Kohlenhydrate mit Ballaststoffen gepaart, die lang anhaltend sättigen und fit halten. Diesen Zusammenhang zwischen den Kohlenhydraten in der Nahrung und dem Blutzuckerspiegel beschreibt der heute so viel zitierte glykämische Index (GLYX).

rium leiden inzwischen bereits ein Fünftel der Kinder und ein Drittel der Jugendlichen unter Übergewicht.
Die Ursachen liegen auf der Hand: Es wird zu viel, zu fett und zu ungesund gegessen. Immer mehr Menschen ernähren sich kaum noch von frischen Lebensmitteln, von Obst und Gemüse, sondern ausschließlich von Junk-Food und Convenience-Produkten, von Schokoriegeln und Chips. Sie pilgern zu den Burger-Stationen oder lassen sich vom Pizza-Taxi bedienen – zu Hause, auf der Couch vor dem Fernseher. Bewegung und Sport? Fehlanzeige.
Die Kosten ernährungsabhängiger Krankheiten in Deutschland liegen Schätzungen zufolge bei bis zu 70 Milliarden Euro. Allein für die Behandlung Übergewichtiger müssen bis zu 15 Milliarden Euro ausgegeben werden. Und diese Zahlen können auch nicht weiter verwundern, denn Übergewicht führt zu Diabetes, Fettstoffwechselstörungen, Fettleber, Arthrose, Bluthochdruck, Arteriosklerose und Gicht. Darüber hinaus begünstigt ein Übergewicht indirekt einige Krebserkrankungen, Herzinfarkt und Schlaganfall. Übergewicht belastet aber auch die Seele, denn die Betroffenen fühlen sich in ihrer Haut nicht wohl, ziehen sich von Freunden und Kollegen zurück oder werden im schlimmsten Falle sogar depressiv. Das reinste Horrorszenario.

DAS »2 + 2 UND 4«-PRINZIP

Sie sehen also, dass ein normales Gewicht einige unschlagbare Vorteile mit sich bringt. Doch was heißt eigentlich zu dick? Für diese Definition gibt es eine einfache Faustregel: Zu dick sind alle Frauen mit mehr als 88 Zentimetern und alle Männer mit mehr als 102 Zentimetern Bauchumfang.

Beginnen wir gleich einmal mit einer kleinen Bestandsaufnahme: Wie sieht dieser Wert eigentlich bei Ihnen aus? Und auf welchen Bauchumfang wollen Sie hinarbeiten? Ein geringes gesundheitliches Risiko, vom Bauchfett ausgehend, haben Sie, wenn Ihr Umfang auf Bauchnabelhöhe unter 80 Zentimetern (Frauen) bzw. unter 94 Zentimetern (Männer) beträgt. Das sollte Ihr Minimalziel sein.

Wichtig ist, dass Sie sich Ihre Ziele nicht zu hoch stecken, sondern das Ganze schrittweise angehen. Niemand reduziert seinen Bauchumfang von heute auf morgen um 40 Zentimeter.

Nehmen Sie sich Zeit

Viele Abnehmwillige scheitern aber ganz einfach daran, dass Sie zwischen Tür und Angel »schnell mal zwischendurch« etwas essen und angeblich keine Zeit für geregelte Mahlzeiten, geschweige denn für deren Vorbereitung haben. Abgesehen davon, dass dieses Argument nicht zählt, dürfen Sie auch nicht glauben, dass Sie abnehmen, indem Sie die hastig vor dem Computer hinuntergeschlungene Currywurst durch einen Becher Magerjoghurt ersetzen. Schlau gedacht, funktioniert nur leider nicht, denn auf diese Weise werden Sie die neuen Essgewohnheiten nicht lange durchhalten. Warum nicht? Ganz einfach, weil der Genuss beim hastigen Essen auf der Strecke bleibt und Sie bereits nach kurzer Zeit das Gefühl haben, eigentlich noch gar nichts Richtiges gegessen zu haben. Und wieder zuschlagen.

Körperfett – ein Relikt aus alten Zeiten

Die Ursache für dieses Phänomen liegt – wie so manches – in der Entwicklungsgeschichte des Menschen. In Zeiten, als der Mensch noch als Jäger und Sammler durch die Wälder strich, kam es im Winter immer wieder zu Nahrungsknappheiten. Gleichwohl mussten sich die Menschen auch in diesen Zeiten körperlich hart betätigen. Also war es biologisch durchaus sinnvoll, solche Perioden mit Hilfe von Fettdepots, von denen der Mensch zehren konnte, zu überbrücken. Die gesamte Entwicklung des Stoffwechsels, der die zugeführte Energie, also Kohlenhydrate und Fette, nicht nur sofort verbraucht, sondern auch in Form von Fettdepots für härtere Zeiten anlegt, stellt eine archaische Anpassung an das Überleben des Menschen in der »freien Wildbahn« dar.

Heute jedoch macht eine solche Energiereserve keinen Sinn mehr. In den westlichen Industriegesellschaften leidet kaum noch jemand über längere Zeit an existenziellem Nahrungsmangel. Doch der altertümliche Mechanismus, Fett für schlechte Zeiten an Bauch und Po anzusammeln, ist uns allen

- **Setzen Sie auf Vielfalt und Ausgewogenheit.** Eine einseitige Ernährung – egal welche Nahrungsmittelgruppe dabei im Vordergrund steht – kann auf Dauer nicht gesund sein. Wer sich hauptsächlich von Dosenkost und Junk-Food ernährt, fühlt sich meist nicht besonders fit und ist oft müde.
- **Gehen Sie es locker an.** Die oben empfohlenen Mengenverhältnisse der unterschiedlichen Nahrungsmittel zueinander müssen nicht bei jeder Mahlzeit exakt eingehalten werden! Auch nicht im Laufe eines Tages oder über eine Woche verteilt. Über zwei Wochen verteilt sollte man allerdings schon dafür sorgen, dass der mengenmäßige Anteil der einzelnen Nahrungsmittelgruppen in etwa dem der Nahrungsmittelpyramide entspricht.
- **Oder systematisch.** Führen Sie über zwei Wochen ein Ernährungstagebuch, in das Sie alles hineinschreiben, was Sie über den Tag verteilt gegessen haben. Vergleichen Sie dann die tatsächlich verzehrten Mengen und Nahrungsmittel mit den oben angegebenen Empfehlungen. So erhalten Sie ein Gefühl dafür, wie weit Sie von einer gesunden Ernährung entfernt sind.
- **Ein voller Bauch studiert nicht gern.** So lautet eine alte Lebensweisheit. Aber ein voller Bauch studiert nicht nur ungern, er arbeitet auch ungern. Versuchen Sie es mittags mal mit einem fantasievoll angerichteten Salat oder mit einem leichten Fischgericht.
- **Entdecke die Möglichkeiten!** Wenn es kein vernünftiges Kantinenessen gibt, das im Wesentlichen die oben aufgestellten Vorgaben erfüllt, dann sollte man, statt wie gewohnt zum nächsten Imbiss um die Ecke zu gehen, lieber einmal Ausschau halten nach anderen Nahrungsquellen. Suchen Sie sich für die Mittagspause ein italienisches, ein spanisches, griechisches, türkisches oder auch mexikanisches Restaurant, in dem eine einfache, aber frische und abwechslungsreiche Küche geboten wird. Die mediterrane Kost ist ausgesprochen vielfältig: Statt Pizza oder Spaghetti Bolognese sollte man vielleicht einmal eine der fantastischen Salatvariationen oder einen Gemüseauflauf wählen. Wenn's nicht schmeckt, liegt's am Koch. Lokal wechseln!
- **Entdecke Asien!** Auch ein Sushi-Imbiss beim Japaner sollte in die engere Auswahl der Mittagsverpflegung mit einbezogen werden. Der hohe Fischanteil sowie der hohe Gemüse- und Reisanteil ist nicht nur gesund, Sushi ist auch ausgesprochen lecker. Wer's noch nicht probiert hat: Unbedingt nachholen. Nein sagen kann man immer noch!

als Erbe geblieben. Der moderne Mensch, der zunehmend im Büro sitzt und immer weniger körperlich arbeitet, ernährt sich sowohl mengenmäßig als auch qualitativ trotzdem allzu häufig so, als ob er schwer körperlich arbeiten müsste bzw. die nächste Hungerperiode vor der Tür stehen würde. Also speichert der Körper das Zuviel an Energie genau da ab, wo wir es – auch aus ästhetischen Gründen – am wenigsten gebrauchen können.
Was für unsere Vorfahren also überlebensnotwendig war, wird für uns schnell zur Gewichtsfalle. Doch dieser können Sie ganz einfach entgehen, indem Sie regelmäßig essen, damit der Körper niemals glauben muss, eine Hungersnot müsse überbrückt werden. Menschen, die ihrem Körper regelmäßig Nahrung zukommen lassen, leiden deutlich weniger unter Heißhungerattacken als solche, die ihren Körper durch große Abstände zwischen den Mahlzeiten ständig auf »Reserven speichern« programmieren.
Natürlich heißt das nicht, dass Sie stündlich einen Schokoriegel verschlingen können, denn schließlich kommt es auch auf die Art der Nahrung an. Dieser Schutzmechanismus wird nämlich durch die Stärke der Blutzuckerschwankungen gesteuert: Jeder Bissen erhöht unseren Blutzuckerspiegel, da die aufgenommenen Kohlenhydrate in Blutzucker umgewandelt werden. Im Blutkreislauf kann jedoch nur eine bestimmte Blutzuckermenge gehalten werden. Wird diese Grenze überschritten, wandelt der Körper die Kohlenhydrate in Fett um und speichert es in den Fettdepots: Wir werden dick. Essen wir unregelmäßig, wird diese Schwelle herabgesetzt, damit wir genug Fett ansetzen können, um die mageren Zeiten zu überbrücken. Um diesen Mechanismus außer Kraft zu setzen, dürfen wir dem Körper keinen Anlass geben, Fett speichern zu wollen. Und wie? Ganz einfach: indem wir regelmäßig essen. Keine Hungerzeiten, kein Fett!

Lassen Sie während der Arbeit den Schokoriegel lieber in der Schublade und greifen Sie stattdessen zu frischem Obst, das ist gesünder und zudem – hat man sich erst einmal daran gewöhnt – wesentlich abwechslungsreicher.

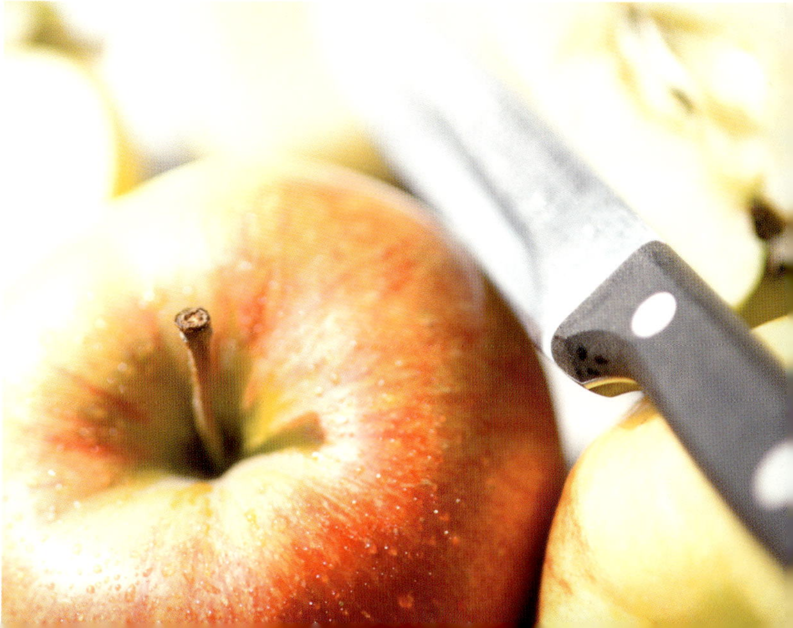

»ORGIEN-TAGE« KONTRA FRESSATTACKEN

Wenn Sie wirklich abnehmen und das neue Gewicht auch halten wollen, dann sollten Sie sich ganz schnell von Vorstellungen wie fünf Kilogramm in fünf Tagen verabschieden. Nachhaltige Abnehmprogramme sind tatsächlich so konzipiert, dass Sie im Schnitt nur etwa ein halbes Kilogramm pro Woche verlieren, denn nur wenn Sie sich langsam von Ihren überflüssigen Pfunden verabschieden, können Sie die tückischen Stoffwechselfallen umgehen. Wichtig ist vor allem, dass Sie mit der neuen Ernährung satt werden, denn wenn Sie hungrig sind, denken Sie an nichts anderes als ans Essen und sind extrem anfällig für Fressattacken. Ausgelassene Mahlzeiten fördern also nur den Heißhunger und helfen nicht bei der Gewichtsreduktion.
Nach zehn Wochen sollten Sie das Gewicht erst einmal stabilisieren. Normalerweise ist das Abnehmen nämlich leichter, als das neue Gewicht zu halten, da der Körper zuerst munter Pfunde verliert, später die spärliche Nahrung aber immer besser auswertet. Wichtig und unumgänglich ist es deshalb, Ihre neue Ernährungsweise an ein Bewegungsprogramm zu koppeln. Nur wenn Sie langfristig Ihren Energieverbrauch erhöhen, können Sie Ihre neue Figur halten.

Eine erfolgreiche Diät basiert also auf folgenden Säulen:

- ausreichend Bewegung, um den Energieverbrauch zu erhöhen,
- regelmäßige Mahlzeiten mit geringem Fettgehalt,
- ab und zu eine kleine Sünde ist erlaubt, um den Heißhungerattacken zu entgehen.

All dies kombiniert das »2+2 und 4«-Prinzip auf ideale Weise.

Vorsätze, die mit »Nie wieder ...« beginnen, haben selten eine Chance auf konsequente Umsetzung. In der Regel halten wir solche strengen Vorgaben, egal ob es sich um »Nie wieder Erdnüsse« oder »Nie wieder Pommes« handelt, maximal drei Tage durch und denken in dieser Zeit

»2 + 2 UND 4« BEDEUTET:

- 2 x 20 Minuten pro Woche walken oder joggen,
- 2 x 20 Minuten pro Woche Übungen für die Muskulatur, die zu Hause gemacht werden können,
- 4 Tage in der Woche mit reduziertem Fett-Verzehr (Frauen: 40 g, Männer: 60 g) sowie einer Kohlenhydratzufuhr mit einem glykämischen Index von unter 70

quasi an nichts anderes. Haben wir die guten Vorsätze dann erst einmal über Bord geworfen, folgt oft ganz schnell der Rückfall in die unkontrollierte Futterei. Dem kann man mit den so genannten Orgien-Tagen einen Riegel vorschieben: Neben den vier fettreduzierten Basis-Tagen stehen drei flexibel festzulegende Tage zur Verfügung, an denen man auch mal etwas naschen darf. Ein Stück Schokolade oder das Glas Wein zum Essen sind da auf jeden Fall drin.

»2 + 2 und 4« zielt darauf ab, dass Sie langfristig Ihr Wunschgewicht erreichen und dieses auch halten können – und das alles ohne Stress, Zwang und Frust. Vier Tage in der Woche müssen Sie Ihren Fett-Verzehr reduzieren. Die restlichen Tage sind die »Orgien-Tage«.

Energiebilanz

Eigentlich ist es ganz logisch: Damit Sie Gewicht verlieren und Ihr neues Gewicht halten können, muss Ihr Energieverbrauch um mindestens 500 Kilokalorien (kcal) höher liegen als die Energiezufuhr. Aber wie viel Energie braucht man eigentlich pro Tag? Sicher möchten wir Sie nicht zum sklavischen Kalorienzählen bringen – das führt zu nichts außer zu Rechenstress –, andererseits kann ein kleiner Überblick nicht schaden.

Der individuelle Energiebedarf pro Tag wird bestimmt durch Grundumsatz plus Leistungsumsatz. Der Grundumsatz ist dabei die Energie, die benötigt wird, um die Körperfunktionen aufrechtzuerhalten, und ist abhängig von Alter, Geschlecht, Größe und Gewicht. Der Leistungsumsatz ist – vereinfacht ausgedrückt – die Energie, die die Muskeln bei ihrer Arbeit benötigen; hier schlägt sich also jede ausgeführte Bewegung auf der Haben-Seite nieder. Natürlich sind das nur Richtwerte. Durch die Formel

Grundumsatz + Leistungsumsatz = Energiebedarf

wird aber deutlich, dass Bewegung in unserem Leben wirklich wichtig ist.

Unter www.ernaehrungsmed.de können Sie Ihren ungefähren individuellen Energiebedarf ausrechnen lassen.

Wenn Sie abnehmen wollen, geht es also kaum ohne Sport, denn Muskeln sind der stärkste Gegner von Fett: Sie verbrennen Körperfett. Das ist auch ein Grund dafür, weshalb Männer leichter abnehmen als Frauen: Sie haben einfach mehr davon. Fatal ist, dass viele Diäten so konzipiert sind, dass zuerst Muskeln abgebaut werden. Diesem Prozess müssen Sie aktiv entgegensteuern: durch moderate Bewegung. Hier hilft es schon, den Alltag aktiver zu gestalten (siehe

Kalorienbedarf-Richtwerte

Alter	*Männer (kcal)*	*Frauen (kcal)*
19-24	2500	2200
25-50	2400	2000
51-65	2200	1800
über 65	1900	1700

S. 54) oder noch besser regelmäßig ein wenig Kraft- und Ausdauertraining zu betreiben. So erhalten Sie nicht nur Ihre Muskelmasse, sondern bauen zusätzlich welche auf. Der Körper verbrennt mehr Kalorien, und auch das Zusammenspiel von Blutzucker und Insulin normalisiert sich, nebenbei wird zusätzlich das vegetative Nervensystem gestärkt: Der Ruhepuls sinkt, die Laune steigt, und der Körper lernt, mit Stress besser umzugehen.

Integrieren Sie die Bewegung als Selbstverständlichkeit in den Alltag: den fixen Termin zum Fußballtraining am Donnerstag, der Lauftreff am Samstag oder der regelmäßige Spaziergang nach dem Abendessen. Irgendwann gehört die Bewegung so zu Ihrem Alltag, dass Sie den Termin gar nicht mehr in Frage stellen. Vielmehr fehlt Ihnen etwas, wenn das Training mal ausfällt.

Sie bekommen Ihr Gewicht nur dauerhaft in den Griff, wenn Sie Ihr Essverhalten umstellen und sich regelmäßig bewegen!

Die beste Fettverbrennung erreichen Sie über kontinuierlich betriebenen Ausdauersport. Walking, Jogging oder Nordic Walking sind für jede Altersgruppe geeignet und auch für Anfänger und wirklich Dicke leicht erlernbar.

Viele Wurstsorten enthalten so genannte versteckte Fette. Ein einfacher Tipp: Meiden Sie alles, was durch den Wolf gedreht wurde.

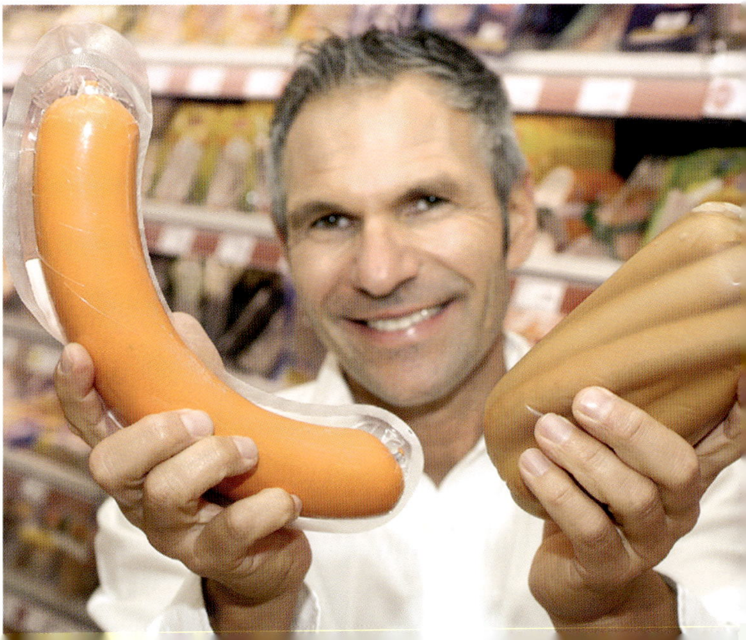

KLARE ZIELE SETZEN

Sie möchten abnehmen, so viel ist klar. Aber wissen Sie eigentlich genau, wie viel Gewicht Sie verlieren möchten und was genau Sie damit bezwecken? Bevor Sie also loslegen, sollten Sie sich Ihre Ziele ganz konkret stecken.

Was versprechen Sie sich von Ihrem neuen Gewicht?

Wer Essen als Ersatz für Entspannung, Trost, Liebe oder Anerkennung benutzt, wird niemals durch eine Diät von seinen Pfunden loskommen. Wir müssen lernen, die Nahrungsaufnahme von psychischen Bedürfnissen zu entkoppeln. Überlegen Sie einmal, woran Sie denken, wenn Sie sich vornehmen, nicht mehr so viel zu essen? Ganz genau, an Essen. Entwerfen Sie ein Bild davon, wie Sie aussehen möchten, wie Sie sich dann fühlen und welche Dinge Sie tun möchten. Je deutlicher diese Zielvorstellungen sind, desto einfacher werden Sie sie erreichen.

Eine einfache Übung hilft Ihnen dabei:

- Nehmen Sie sich 20 Minuten Zeit und legen oder setzen Sie sich bequem hin. Schließen Sie die Augen.
- Denken Sie daran, wie Sie gerne aussehen möchten. Wandern Sie mit Ihrer Vorstellung Schritt für Schritt durch Ihren ganzen Körper und erfühlen Sie Ihr »Zukunfts-Ich« unter den überflüssigen Pfunden.
- Stellen Sie sich Situationen vor, die Ihnen im Moment aufgrund Ihres Körpergewichts schwer fallen. Sehen Sie sich leichtfüßig den vierten Stock erklimmen oder bei einer schönen Wandertour. Erleben Sie Ihr neues Körpergefühl.
- Machen Sie diese Übung so oft, bis Sie Ihr »Zukunfts-Ich« mühelos herbeirufen können – auch in Situationen, in denen Ihre guten Vorsätze ins Wanken geraten. Erinnern Sie sich täglich an Ihr Zielbild.

Lebensmittel	Fett in g	Kilokalorien
1 Pizza, mittelgroß	52	1259
1 Teller Gyros	60	1114
1 Currywurst, Pommes rot-weiß	90	1110
1 Hamburger (Big Mac)	26	505
1 McChicken	23	460
1 Magnum Mandel	23	325
1 kl. P. Pommes frites	17	320
1 Riegel Snickers	17	310
1 Doughnut	17	295
1 Hand Cashew-Nüsse	21	285
1 Schokoriegel	11	275

Realistisch bleiben

Viele Menschen haben zu Beginn einer Diät völlig überzogene Erwartungen wie »Bis zum Sommer habe ich einen Waschbrettbauch«. Doch rapide Gewichtsverluste in kurzer Zeit sind – wie erläutert – selten von Dauer und schaden höchstens der Gesundheit. Stecken Sie sich deshalb einen realistischen Zeitrahmen für Ihr Vorhaben. Definieren Sie genau, was Sie bis wann erreichen möchten. Verabschieden Sie sich von unerreichbaren Vorbildern, denn wer sich vornimmt, wie Brad Pitt auszusehen, wird unweigerlich scheitern. Ziel muss sein, das Beste für den eigenen Körper zu erreichen.

Wie viel möchten Sie denn abnehmen? Standortbestimmung mit BMI und Jiggle-Test

Der BMI

Zur Beurteilung des Körpergewichts wird heute der so genannte Body-Mass-Index (BMI) verwendet. Der BMI hat international als Messgröße schon seit langem den immer noch populären, aber vergleichsweise unpräzisen Broca-Index und das Normalgewicht nach Broca (Körpergröße in Zentimetern minus 100) abgelöst. Der BMI ist der Quotient aus dem Körpergewicht und der Körperlänge zum Quadrat. Mit dem BMI kann eine ziemlich genaue Bewertung des Körpergewichts und eine erste Beurteilung der gewichtsabhängigen Gesundheitsrisiken vorgenommen werden. Bei sehr muskulösen Menschen kann es zwar auch hier zu einer Fehleinschätzung kommen, dennoch ist der BMI sehr aussagekräftig und soll uns als Anhaltspunkt dienen.
Doch Sie müssen nicht unbedingt rechnen, um sich ein Bild von Ihrem Gewicht zu machen, manchmal reichen allein die nackten Tatsachen:

BMI – BODY-MASS-INDEX

BMI = Gewicht (in kg) : Körpergröße (in m^2)
Ist eine Frau also 1,68 m groß und wiegt 79 kg, errechnet sich der BMI wie folgt:

$79 : 1{,}68^2 = 27{,}4$

Ein BMI zwischen 20 und 25 gilt als Idealgewicht, und wenn wir uns zwischen diesen Größen bewegen, ist alles im grünen Bereich. Bei einem BMI ab 25 liegt Übergewicht, ab 30 schließlich Fettsucht vor.
Die Dame aus dem Beispiel sollte also ruhig ein paar Kilo abspecken.

Der Jiggle-Test

Stellen Sie sich zunächst nackt vor einen Spiegel. Nun fangen Sie vor dem Spiegel an zu hüpfen. Alles an Ihnen, was unmotiviert wabert und wackelt, gehört durch Muskelaufbau gestrafft und durch Fettabbau reduziert. So einfach ist das.

Wiegen – wie, warum, wie oft?

Zugegeben, Männer haben wahrscheinlich ein (noch) nicht ganz so inniges Verhältnis zu ihrer Waage wie Frauen. Doch wenn Sie bis hierhin gekommen sind, sollten Sie die Vorteile einer regelmäßigen Gewichtskontrolle nicht mehr in Frage stellen. Während Ihrer Ernährungsumstellung rate ich Ihnen, sich einmal in der Woche den Tatsachen zu stellen. Denn wenn Sie sich gar nicht wiegen, entgehen Ihnen viele Erfolgserlebnisse, die Sie auch an schwachen Tagen an Ihren neu errungenen Gewohnheiten festhalten und nicht so leicht alten Lastern verfallen lassen. Wer sich jedoch täglich oder sogar mehrmals täglich wiegt, lässt sich leicht von normalen Gewichtsschwankungen irritieren, die dann eher zur Verunsicherung beitragen.

Die Körperfett-Waage

Die gute alte Badezimmerwaage hat ausgedient. Ihre Messungen sind einfach nicht aussagekräftig genug. Als Alternative bietet sich die Körperfett-Waage an, denn im Unterschied zur herkömmlichen Waage ist sie in der Lage, den Fettanteil des Körpers zu berechnen. Und das Verhältnis zwischen Fett-, Muskel- und Knochenmasse im Körper ist entscheidend, da der durchtrainierte Leistungssportler einen ähnlichen BMI haben kann wie der lethargische Stubenhocker, bei dem aber der Fett-Anteil im Körper viel zu hoch ist.
Bei der Körperfett-Waage wird eine kleine Strommenge durch unseren Körper geschickt und der Widerstand gemessen. Aus diesem Wert lässt sich auf den Wasseranteil in unserem Körper und von diesem wiederum auf die Knochen-, Muskel- und Fettmasse rückschließen.

Die Körperfett-Waage berechnet den Fettanteil des Körpers.

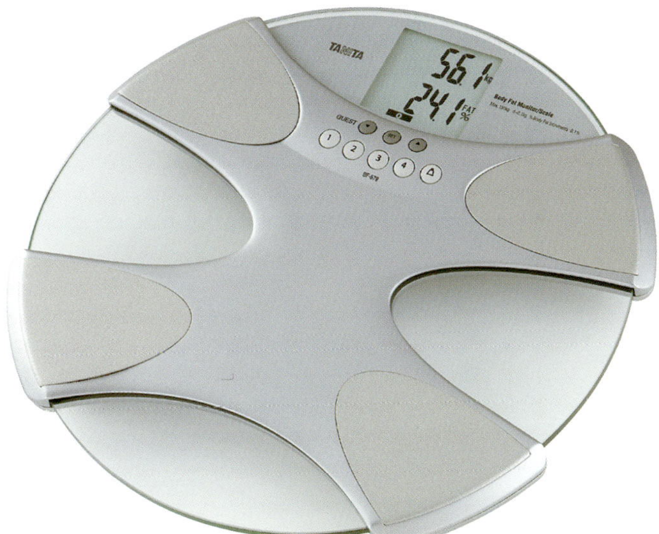

WELCHER KÖRPERFETTANTEIL IST GESUND?

	exzellent	gesund	erhöhtes Risiko	stark erhöhtes Risiko
Frauen (Jahre)	Körperfettanteil (%, Mittelwerte)			
20-39	19,9	22,9	26,0	30,6
40-59	24,9	28,2	31,7	35,3
>60	27,3	30,9	34,2	38,0
Männer (Jahre)				
20-39	13,7	17,1	20,8	24,6
40-59	18,7	22,0	25,2	27,8
>60	20,3	23,5	26,7	29,8
Das sagt die Medizin:	Hier ist alles bestens.	Normales Gewicht – alles o.k.	Sie haben (starkes) Übergewicht.	Sehr starkes bis massives Übergewicht! Eine ärztliche Behandlung ist dringend zu empfehlen.

Damit Sie auf dem Weg zu Ihren formulierten Zielen nicht ins Straucheln kommen, sollten Sie die folgenden zwei Punkte immer im Hinterkopf behalten:

1. Verzeihen Sie sich kleine Sünden!
An manchen Tagen wird Ihr innerer Schweinehund die Oberhand behalten, und Sie werden sich wieder mit einer Portion Pommes (vielleicht sogar mit Currywurst) in der Hand ertappen – ohne die geringsten Ambitionen, den geplanten Sport noch in die Tat umzusetzen. Überlegen Sie sich dann ganz genau, wie es zu dieser Situation kommen konnte und wie Sie diese in Zukunft umschiffen können. Denken Sie immer daran, dass Sie Ihr Leben selbst in der Hand haben. Wichtig ist jedoch, nach solchen Ausrutschern weiterzumachen, als sei nichts gewesen: Vergessen Sie die Sache und nehmen Sie Ihren geänderten Lebenswandel wieder auf, und das nicht erst nächste Woche, sondern sofort! Wer schlank werden und bleiben will, kompensiert z.B. einen ausgeuferten Orgien-Tag durch einen Obst- oder Safttag. So bleibt Ihr Kalorienkonto insgesamt im Lot.

2. Durchhalten!
Viele Menschen fallen nach etwa einem halben Jahr in alte Verhaltensmuster zurück. Der Grund kann eine neue Beziehung, ein Jobwechsel oder ein Urlaub sein. Bereiten Sie sich mental und praktisch auf diesen Rückfall vor: Bunkern Sie gesunde Snacks und keine Schokolade in Ihrer Schreibtischschublade, die Bauchmuskeln können Sie auch im Hotelzimmer trainieren, passen Sie Ihre Trainingseinheiten den neuen Arbeitszeiten an oder suchen Sie sich eine neue Sportart, wenn die alte Sie zu langweilen beginnt. Und motivieren Sie sich immer wieder aufs Neue.

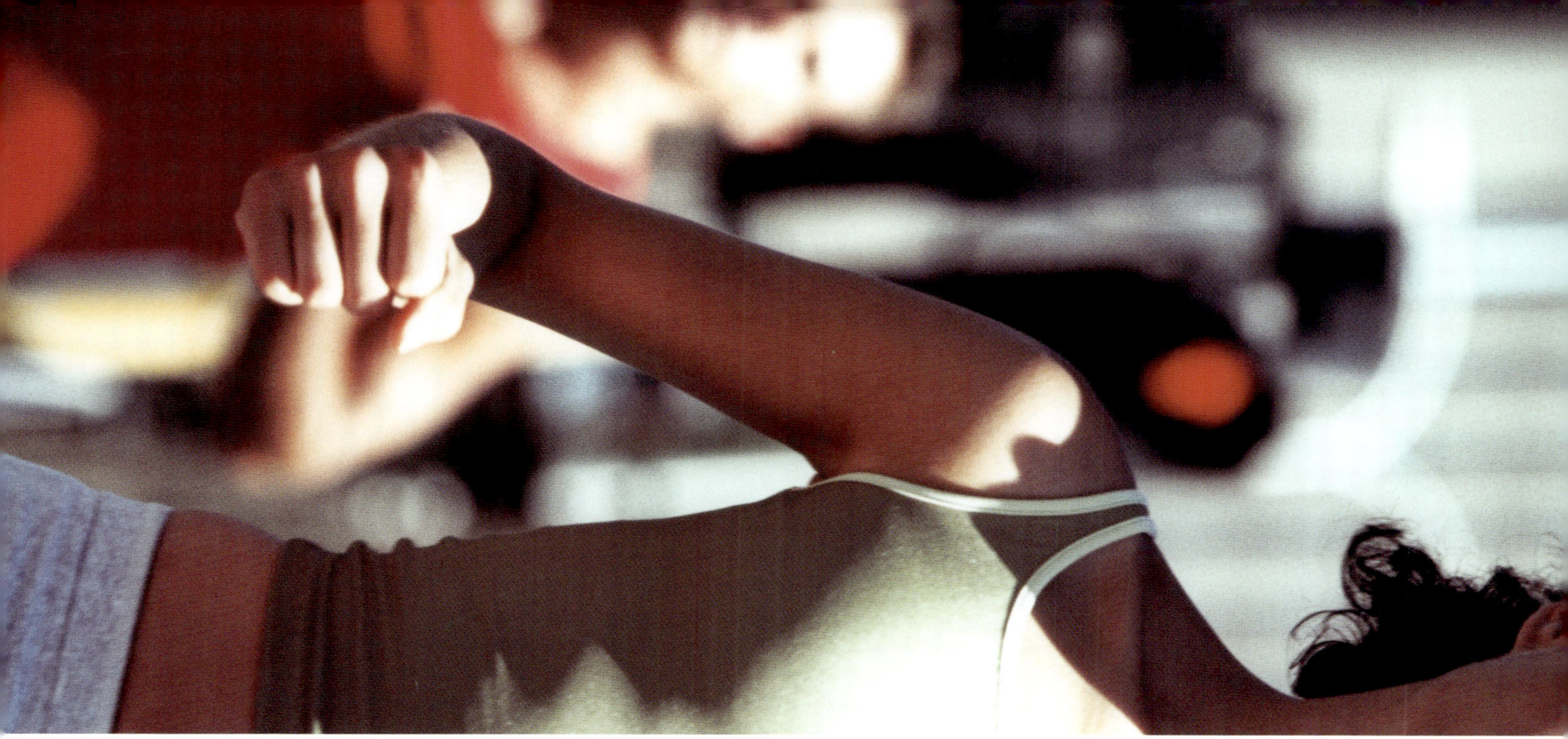

FITNESSTIPPS FÜR SPORTMUFFEL

WIE MANN MIT EIN BISSCHEN BEWEGUNG SEINER GESUNDHEIT AUF DIE SPRÜNGE HILFT

ÜBER WEN WIR HIER REDEN

Wir reden im Folgenden nicht über stahlhart austrainierte Triathleten, über die kleinen Ironmen, die aus privater Freude jede Woche ein semiprofessionelles Trainingsprogramm absolvieren. Wir reden im Folgenden auch nicht über all jene Dauerläufer, denen die alljährliche Teilnahme am New-York-Marathon zum glückselig machenden Lebensinhalt geworden ist. Auch nicht über jene Tennis-Cracks, denen es größte Freude bereitet, in jeder freien Minute die rote Asche ihres Vereinsplatzes aufzuwühlen. Nicht über all jene Rennradspezialisten, denen es eine innere Genugtuung bereitet, ihre Hintern auf harten Sätteln wund zu fahren und die über Laktatwerte und Pulsfrequenzen in Relation zu Steigungswerten von Bergetappen referieren können, als seien sie der Teamarzt von Jan Ullrich. Wir reden noch nicht einmal über all die fröhlichen Freizeitsportler, die alltäglich durch die Freizeitparks gemütlich vor sich hin radeln, walken, joggen, skaten oder wandern.

Über all diese Bewegungsenthusiasten reden wir jetzt nicht. Sie sind nicht unser Vorbild (müssen es auch gar nicht sein) und setzen auch nicht den Maßstab. Denn die wissen über die Vorzüge von Sport und Bewegung ziemlich genau Bescheid. Nein, wir reden jetzt einmal über Sie! Wer Sie sind? Sie sind das genaue Gegenteil von dem, was oben beschrieben wurde: Sie sind ein Sportmuffel! Einer, der nie so rechten Spaß an körperlicher Bewegung entwickelt hat.

Sie sind vielleicht auch einer, der früher eigentlich immer Spaß an Sport hatte, der dann aber über Job und Familie den Anschluss verloren hat. Der sich heute eigentlich gerne wieder mal bewegen würde, der aber furchtbare Angst hat, sich lächerlich zu machen, weil er doch »völlig raus« ist. Sie sind vielleicht auch einer, der nie Sport gemacht hat, der es allein um der Gesundheit willen aber wohl gerne anfangen würde, jedoch Angst vor der Belastung hat, weil beim Sport doch immer alle so furchtbar hecheln und keuchen, nach Luft ringen und völlig erschöpft aussehen. Und das kann doch irgendwie gar nicht gesund sein – von Spaß gar nicht zu reden: »Sportler? Das sind doch alles Masochisten!«

»Sportler? Alles Masochisten!«

Sie also, der Sie vielleicht auch noch über die jahrelange Bewegungslosigkeit die ein oder andere Speckrolle angesetzt haben, Sie möchten wir im Folgenden von den gesundheitlichen Vorzügen, die ein wenig Sport und Bewegung hervorrufen können, überzeugen. Und Sie werden sehen: Es geht weder um Höchstleistung noch um Trainingsschinderei, der medizinische Nutzen von Sport stellt sich im Gegenteil bei einer eher sanften Belastung ein, ganz zu schweigen von einer sich schnell abzeichnenden besseren Kondition, einer größeren Ausgeglichenheit und schließlich einer gesteigerten Leistungsfähigkeit im Berufs- wie im Privatleben.

DAS SPORT-GESUNDHEITSPLUS

Sport zu treiben, sich zu bewegen, ist für jede Altersgruppe ausgesprochen gesund! Das weiß wahrscheinlich selbst der hartnäckigste Sportmuffel. Und dennoch: Weniger als ein Drittel der Erwachsenen treibt einmal die Woche Sport. Bei den über 50-Jährigen sind es sogar unter 20 Prozent. Insgesamt trainiert nur jeder zehnte Erwachsene regelmäßig rund zwei Stunden in der Woche. Es gibt also viel zu tun. Packen wir's an! Im Sinne der eigenen Gesundheit!

Doch was heißt eigentlich im Zusammenhang mit Sport »gesund«? Wogegen schützt Bewegung, was bewirkt welcher Sport? Der Einfachheit halber, und weil an dieser Stelle unmöglich jede Sportart aufgeführt, beschrieben und analysiert werden kann, unterscheiden wir im Folgenden zwischen:

- Ausdauersport, der hauptsächlich die Kondition ausbaut (wie z.B. Joggen, Schwimmen, Radfahren, Walken, Bergwandern, Skilanglauf),
- Kraftsport, der hauptsächlich die abrufbare Energieleistung der einzelnen Muskelgruppen erhöht (wie z.B. Gerätetraining in Fitnessstudios)
- und Sportarten, die in unterschiedlichen Anteilen Kraft, Ausdauer und ein mehr oder weniger hohes Maß an Beweglichkeit miteinander verbinden (wie z.B. viele Ballsportarten, Rudern, Skiabfahrt, Kampfsport). Diese Sportarten vereinen bei nicht allzu einseitiger Gewichtung von Ausdauer oder Kraft die Vorteile beider zuvor genannten Sportrichtungen.

Das Gesundheitsplus von Ausdauersport

»Was du im Sitzen verrichten kannst statt im Stehen, verrichte im Sitzen. Was du im Liegen verrichten kannst statt im Sitzen, verrichte im Liegen.« Und vor allem: »No sports, whiskey only.« Es war Winston Churchill, der diese Aussage auf die Frage nach dem Geheimnis seines hohen Alters gemacht haben soll. Mit diesem Motto wurde er sage und schreibe 90 Jahre alt. Für Generationen von Couch-Potatoes wurde seine berühmte Bemerkung zum Glaubensbekenntnis. Der große Churchill hatte es ja vorgemacht: Alles, nur keinen Sport, und trotzdem (oder gerade deshalb?) ein biblisches Alter erreichen!

Doch bei näherem Hinsehen erweist sich wie so viele auch diese Anekdote vor allem als Legende. Was nämlich gerne verschwiegen wird: Der englische Staatsmann hatte nichts gegen Sport an sich, er hatte lediglich etwas gegen Leistungssport! Und er selbst war zeitlebens ziemlich fit: Er spielte Polo und bestieg selbst im hohen Alter noch den Kilimandscharo. Hätte er hingegen nur Zigarren geraucht, Whisky getrunken und (im Liegen) gearbeitet, er hätte wohl kaum seine körperliche und geistige Fitness bis ins hohe Alter erhalten können.

Die Gründe dafür liegen auf der Hand: Heute weiß man nämlich, dass zwischen dem vierten und achten Lebensjahrzehnt (auch ohne Alkohol und Nikotin) die Fähigkeit des Körpers, Sauerstoff aufzunehmen, pro Jahr um rund ein Prozent sinkt. Die Folge: Die Leistungsfähigkeit nimmt konstant ab – wenn man nichts dagegen unternimmt!

Doch mit Ausdauersport kann man diesem Alterstrend etwas

entgegensetzen. Schon mit einem halben Jahr lockerem, aber regelmäßigem Ausdauertraining kann man selbst die Folgen einer 30-jährigen Sportmuffel-Karriere konditionell wieder ausgleichen. An der University of Texas in den USA hat man sechs Monate eine Hand voll Mittfünfziger, die in den zurückliegenden drei Jahrzehnten konsequent keinen Sport betrieben hatten, einem langsam aufbauenden Fitnessprogramm unterzogen: Joggen, Walken oder Radfahren standen auf dem Programm. Nach nur sechs Monaten wiesen alle Versuchspersonen die Leistungsfähigkeit von 20 Jahre jüngeren, untrainierten Männern auf. Natürlich wurden die Probanden medizinisch betreut und ihr Leistungsvermögen wurde nur langsam und schonend gesteigert. Solche und eine große Zahl von weiteren internationalen Studien der letzten Jahrzehnte haben

Mit Ausdauertraining kann man die Folgen einer 30-jährigen Sportmuffel-Karriere ausgleichen!

eindeutig und immer umfangreicher bewiesen, dass regelmäßiger Ausdauersport ein hochwertiges medizinisches Vorsorgeprogramm darstellt. Denn die medizinischen Vorteile erstrecken sich nicht allein auf die Kondition, die sich zum Beispiel beim Treppensteigen positiv bemerkbar macht. Wer ein Minimalpensum von zwei bis drei Stunden Ausdauertraining pro Woche ein paar Jahre hindurch durchhält, profitiert in vielerlei Hinsicht:

- Die Kondition nimmt zu, man gerät nicht so schnell außer Puste.
- Der Herzmuskel wird gestärkt, und die feinen den Herzmuskel durchziehenden Blutgefäße (Kapillaren) nehmen zu. Der Kreislauf wird stabilisiert. Ein ausdauertrainiertes Herz kann die gut 41 Millionen Schläge pro Jahr und die 2,6 Millionen Liter Blut weitaus ökonomischer durch den Körper pumpen als ein untrainiertes Herz – eine der wichtigsten Vorsorgemaßnahmen

Regelmäßiger Ausdauersport ist das ideale medizinische Vorsorgeprogramm.

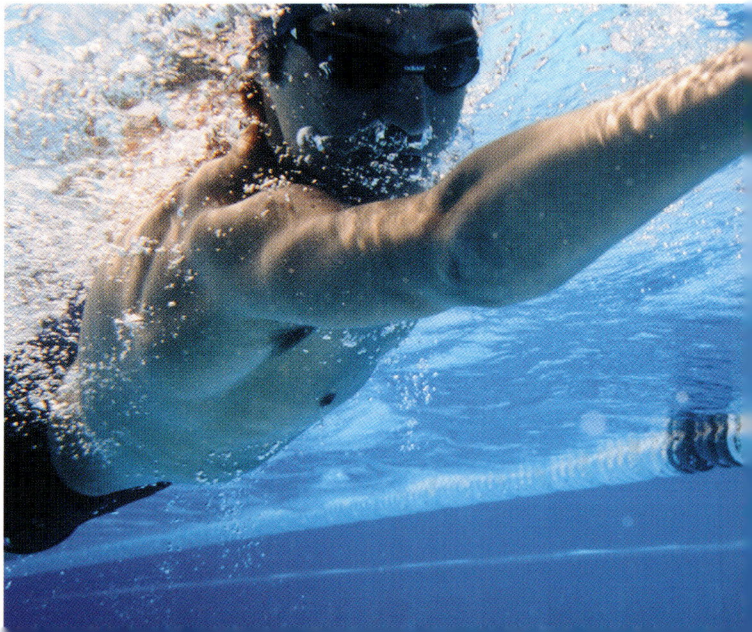

gegen Herzinfarkt und Schlaganfall, die Männerkrankheiten Nr. 1.

- Besonders die Lunge profitiert: Die Lungenkapazität, d.h. das Luftvolumen, das maximal ein- und ausgeatmet werden kann, erhöht sich von durchschnittlich 4 auf ca. 6 Liter. Das Gehirn wird beispielsweise mit der doppelten Sauerstoffmenge versorgt, erhöhte Konzentration, Kreativität und Merkfähigkeit sind die begrüßenswerten Folgen.
- Mit einer niedrigen Pulsleistung im regelmäßigen Training lassen sich nachweislich die Abwehrkräfte aktivieren. Täglich finden ca. 300 Milliarden Zellteilungen in unserem Körper statt. Dabei entstehen auch potenzielle Tumorzellen. Mit einem regelmäßigen Ausdauertraining in einer bestimmten Pulsfrequenz erhöht man die Anzahl der so genannten Killerzellen, einer Spezialeinheit des Immunsystems, die gegen Tumorzellen in Stellung gebracht werden.
- Mit einem regelmäßigen Ausdauertraining kann man den Anteil des guten HDL-Cholesterins erhöhen, den des schlechten LDL-Cholesterins senken. Zudem ist Ausdauersport im niedrigen Leistungsbereich eine der besten Therapien gegen erhöhten Blutdruck (keine Eigentherapie, Absprache mit dem behandelnden Arzt!). Ein entscheidender Beitrag also zur Infarkt- und Schlaganfallvorsorge.
- Ausdauertraining fördert einen gesunden und erholsamen Schlaf, weil das Stresshormon Cortisol gesenkt und im Gegenzug das Schlafhormon Melatonin vermehrt ausgeschüttet wird.
- Ausdauertraining steigert die männliche Lust über die Erhöhung des Testosteronspiegels.
- Die (durchschnittliche) Lebenszeit erhöht sich, zumal dann, wenn man begleitend das Rauchen aufgibt. Beginnt zum Beispiel ein 45-jähriger Mann mit einem Sportprogramm und hört gleichzeitig zu rauchen auf, gewinnt er Studien zufolge im Schnitt drei Lebensjahre.
- Sport macht schön: Die Haut wird glatter, weil sich ihre Regenerationsfähigkeit verbessert. Zudem strafft und festigt sich die Muskulatur – die Haltung wird aufrechter, die Figur harmonischer.

Das Gesundheitsplus von Kraftsport

Die Muskulatur ist das größte Organ des Körpers. Doch auch die Muskulatur ist vor den Folgen mangelhafter Pflege und den Folgen des Alters nicht geschützt: Zwischen dem 40. und 70. Lebensjahr verliert sie mehr als ein Drittel ihrer ursprünglichen Masse! Das hat allerdings nicht nur mit dem Alter zu tun, sondern ist in unseren Breitengraden vielmehr das Ergebnis zunehmender körperlicher Passivität: Muskeln, die so gut wie nie gebraucht werden, bilden sich zurück. Und das wiederum hängt damit zusammen, dass unsere Umwelt größtenteils automatisiert ist, der Wechsel von der Industrie- zur Dienstleistungsgesellschaft hat die meisten Männer zu Büro-

hengsten degradiert. Nur etwa zehn Prozent der Erwerbstätigen müssen sich in ihrem Job noch physisch anstrengen.
Die Folgen sind über kurz oder lang bei einer steigenden Anzahl von Menschen deutlich spürbar: Haltungsschäden, Rückenprobleme, Nackenverspannungen und daraus resultierende Kopfschmerzen, Übergewicht (mit den damit verbundenen Folgen wie zu hoher Cholesterinspiegel, Herz-Kreislauf-Erkrankungen, Diabetes etc.).
Die Folgen sind aber auch noch ganz anderer Art: Vor allem Männer, die auf dem Weg zum Bewegungsmuffel jedes Körpergefühl verloren haben, sehen irgendwann aus wie schlecht gestopfte Wäschesäcke. Und den meisten sieht man an, dass sie sich auch genau so fühlen. Keine gute Ausgangsbasis für ein selbstbewusstes und beeindruckendes Auftreten – weder beruflich noch privat.
Doch der Verlust von Muskelmasse und Kraft lässt sich nicht nur in jungen Jahren (ab dem 25. Lebensjahr nimmt die Muskelmasse kontinuierlich ab) durch ein gezieltes Training beeinflussen und eindämmen. Selbst im hohen Alter kann man noch positive Effekte erzielen. So ließ man in einem Versuch hundert Bewohner eines Pflegeheims zehn Wochen lang drei Mal pro Woche Übungen für Hüft- und Beinmuskulatur durchführen. Nach Ende dieser Trainingsperiode konnten selbst die ältesten der Herrschaften schneller laufen, sicherer Treppen steigen und waren insgesamt aktiver geworden.
Wer zwei bis drei Mal die Woche ein auf sein Alter und auf seinen allgemeinen körperlichen Zustand ausgerichtetes Krafttraining in einem Fitnesscenter absolviert, profitiert davon in vielerlei Hinsicht:

> Wer nichts für seine Körperhaltung tut, sieht irgendwann aus wie ein schlecht gestopfter Wäschesack.

- Ein verstärktes Training der Rumpfmuskulatur (Bauch und Rücken) beugt Haltungsschäden vor und verhindert Bandscheibenprobleme oder lindert deren Folgen.
- Bewegung stärkt die Knochenbildung und schützt damit vor Osteoporose. Ja, Mann hat auch mit dem Knochenverfall im zunehmenden Alter zu tun. Die ist kein reines Frauenproblem!
- Schon eine halbe Stunde Krafttraining pro Woche senkt das Herzinfarktrisiko um ein Viertel.
- Auch Krafttraining hilft gegen Übergewicht und die damit verbundenen Folgen wie Alterszucker, Schlaganfall und Bluthochdruck, wenn auch nicht so effektiv wie Ausdauertraining.
- Die Erhöhung der muskulären Leistungsfähigkeit wirkt sich auch positiv auf das Koordinationsvermögen aus – bis ins hohe Alter. Studien haben bewiesen: Fitte und bewegliche Menschen stürzen seltener und verletzen sich weniger.

ALLER ANFANG IST EINFACH – WENN MAN'S RICHTIG ANGEHT!

Wer regelmäßig Sport treibt, wird es Ihnen bestätigen: Man fühlt sich wohler in seiner Haut, findet sich attraktiver, ist körperlich belastbarer und seelisch ausgeglichener.
Bewegung ist gesund und hält schlank, doch um einen entsprechenden Effekt zu erzielen, sollten Sie zwei bis drei Stunden in der Woche aktiv gestalten. Diese wirklich nicht ausufernde Zeitspanne erreichen allerdings nur ca. 20 Prozent der Frauen und Männer im mittleren Lebensalter. Doch gerade in diesem Lebensabschnitt sind die die Gesundheit negativ beeinflussenden Faktoren besonders ausgeprägt: Ernährungsfehler, zu hoher Alkoholkonsum, Schlafdefizit, Arbeitsstress bei fehlendem aktivem Freizeitausgleich.

Auf jeden Fall ist die Vorgabe von zweimal Kraft- und Ausdauertraining konkreter, als wenn Sie sich nur vornehmen, etwas für Ihre Fitness und Gesundheit zu tun, denn diese Ziele sind meist schwer messbar. Bin ich heute gesünder als vor zwei Wochen, und schadet es meiner Gesundheit, wenn ich diese Woche mal keinen Sport treibe? Wie soll man das beantworten? Setzen Sie sich deshalb klare Ziele und stellen Sie sich neuen Herausforderungen: Nehmen Sie sich vor, 30 Minuten am Stück zu laufen oder versuchen Sie, fünf Kilometer unter 30 Minuten zu laufen. Das Erlernen einer neuen Sportart oder das Training auf ein bestimmtes Highlight kann ebenfalls Motivation sein. Stellen Sie sich z.B. vor, Sie wären in einem Jahr so weit, einen kleinen Marathon mitzulaufen, und trainieren Sie entsprechend. Vielleicht spornt Sie ja folgende Tatsache an: Niederländische Wissenschaftler der Universität Limburg in Maastricht fanden heraus, dass zweimal wöchentliches Krafttraining den täglichen Energieverbrauch um fast 10 % erhöhen kann. Dies gilt auch für die Tage, an denen überhaupt nicht trainiert wird. Die Studie bestätigt damit frühere Untersuchungen, dass Sport auch über das jeweilige Training hinaus den durchschnittlichen Energieverbrauch ansteigen lässt.

Stellen Sie sich immer wieder neuen Herausforderungen. Das spornt an und motiviert!

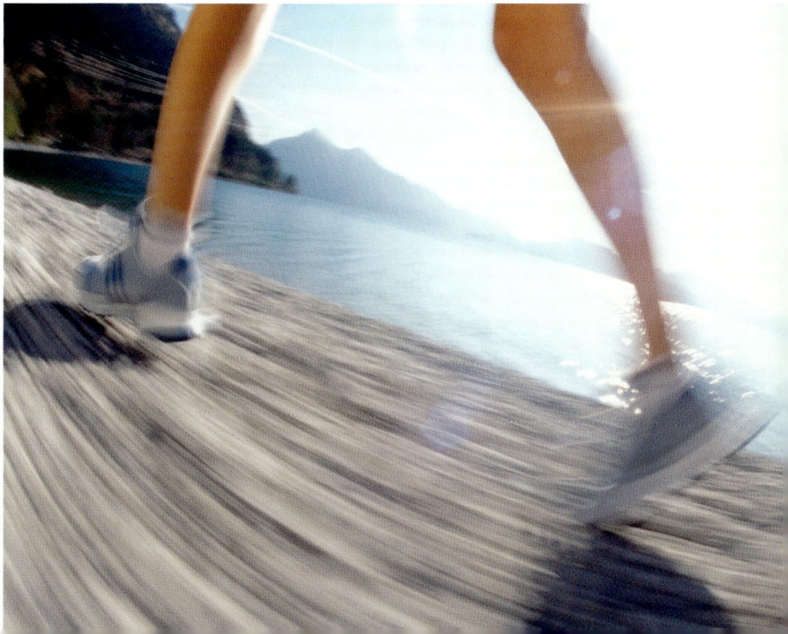

BEWEGTER ALLTAG – MIT KLEINEN SCHRITTEN BEGINNEN

Die Verbesserung der Fitness mündet nicht zwangsläufig in ein Mammut-Sportprogramm. Bereits kleine Änderungen im Alltag können einen großen Effekt haben. Denn jede verbrannte Kalorie zählt, jeder Frischluft-Kick schickt uns energiegeladener und wacher durch Stress und Routine. Und auch das eine oder andere Pfündchen werden Sie mit Sicherheit verlieren, wenn Sie konsequent Ihre Bewegungsspielräume im Alltag nutzen.
Hier einige Beispiele, die sich mit ein bisschen Fantasie sicher noch ergänzen lassen ...

Steigen Sie eine Station früher oder später aus

Wenn Sie mit Bus oder Bahn zur Arbeit fahren, dann steigen Sie doch einfach mal eine Station früher aus oder später ein. Schon haben Sie einen kleinen, aber regelmäßigen Spaziergang in Ihren Alltag integriert. Und noch einen Tipp: Lassen Sie die Rolltreppen und Aufzüge der Bahnstationen einfach links liegen und nehmen Sie die Treppe.

Zum Bäcker oder Kiosk ...

... nehmen Sie einfach das Rad oder gehen zu Fuß. Lassen Sie das Auto für solche Kurzstrecken besser stehen. Diese Wege meistern auch Untrainierte ohne Motorhilfe.

Meiden Sie Aufzüge

Man kommt auch zu Fuß in den dritten Stock! Benutzen Sie öfter mal die Treppe und lassen Sie die anderen Fahrstuhl fahren. Treppensteigen strafft die Beinmuskeln und hält fit.

Geben Sie Infos persönlich weiter

Wenn Sie ohnehin den ganzen Tag vor dem Bildschirm sitzen, sollten Sie jede Gelegenheit nut-

Ob Fußball oder Squash, ob Joggen oder Krafttraining, ob Wandern oder Walken – jede Sportart, solange sie nicht zu einseitig ausgerichtet ist (wie zum Beispiel extremes Bodybuilding), bewirkt bei einem regelmäßigen Training positive gesundheitliche Effekte.

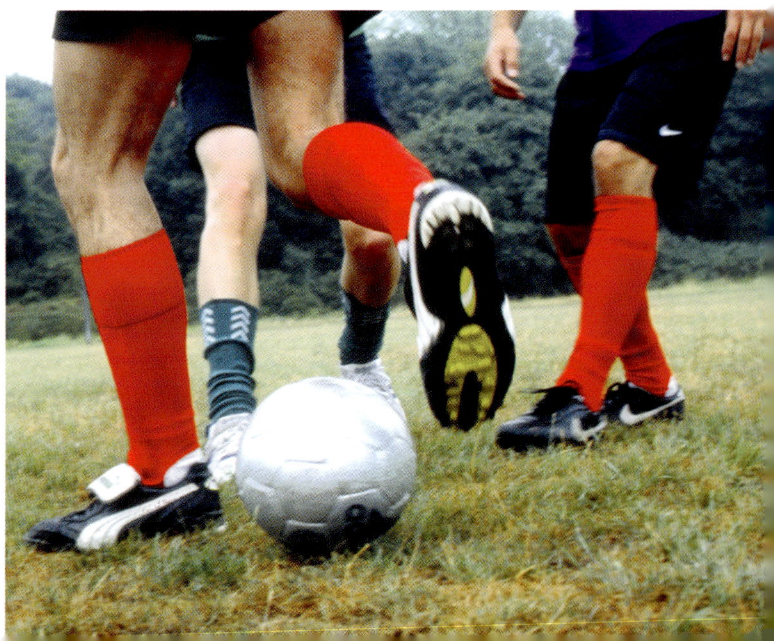

zen, sich die Beine zu vertreten, und Informationen persönlich zu überbringen, statt das Intranet zu bemühen. Das verbessert die Kommunikation und – wenn der Kollege drei Etagen über oder unter Ihnen arbeitet – auch Ihre Fitness.

Fitmacher Fahrrad

Nutzen Sie für kurze Wege oder kleine Besorgungen doch mal wieder das Rad. Vielleicht ist ja auch der Weg zu Arbeit mit dem Zweirad zu bewältigen. Oder planen Sie ab und zu am Wochenende eine Radtour.

Eine aktive Mittagspause

Nach dem Essen ein kleiner Spaziergang um den Block macht nicht nur den Kopf frei, sondern kurbelt auch den Stoffwechsel an. Wenn dazu keine Zeit ist, tut es auch der Frischluft-Schub bei weit geöffnetem Fenster. Zuerst dehnen und strecken Sie alles, was sich im Laufe des Vormittags an die Stuhlform angepasst hat. Dann legen Sie einen kleinen Teppichboden-Sprint ein. Nach einer Minute das Tempo reduzieren und zum langsamen Trab übergehen. Zum Schluss den Körper vornüberbeugen und die Arme locker ausschütteln. Fertig sind Sie nach drei Minuten.

Ein sportlicher Einkauf

Gehen Sie doch beim wöchentlichen Einkauf einmal eine Extrarunde um den Supermarkt. Und auch drinnen: Gehen Sie aufrecht und zügig durch die Gänge.

Hausarbeit bei flotter Musik

Wagen Sie doch mal ein Tänzchen während des Staubwischens oder gehen Sie zwischendurch immer mal wieder in die Hocke. Das kostet nicht nur Kalorien, sondern schult auch die Beweglichkeit.

Vor dem Trinken

Benutzen Sie zwei 1-Liter-Plastikflaschen als Hanteln und stemmen Sie sie im Liegen mit Schwung in die Luft. Führen Sie die Arme jetzt bewusst langsam wieder zum Körper. Wiederholen Sie diese Übung mindestens fünfmal.

Sie sehen: Den Alltag mit kleinen persönlichen Bewegungsprogrammen zu spicken ist ohne großen Aufwand sofort umzusetzen. Kleine Unterschiede, die Ihr Leben positiv bereichern werden. Doch wenn Sie ernsthaft abnehmen möchten, ist es mit einem bewegteren Alltag allein nicht getan. Bereit für weiteren Sport?

AUSDAUERSPORT – WALKING ODER JOGGING

Sie haben erfolgreich mit den kleinen Schritten begonnen und sie bereits in Ihren Alltag integriert? Prima, dann können Sie nun einen weiteren Schritt tun, um auf Dauer Ihre Gesundheit zu fördern und Ihr Gewicht zu halten. Zu den Sportarten, die besonders die Ausdauer trainieren, zählen Joggen und Walken sowie der neue Trend Nordic Walking. Doch bevor es losgeht, vorab:

Der Gesundheits-Check

Laufen und Walken kann im Prinzip jeder. Doch wenn Sie längere Zeit keinen Sport betrieben haben oder in Ihrer Familie Risikofaktoren wie hoher Blutdruck oder erhöhte Cholesterinwerte auftreten, sollten Sie durch einen Gesundheits-Check Ihre körperliche Leistungsfähigkeit testen lassen. Sprechen Sie Ihren Arzt auf Ihr Vorhaben an, denn nur so haben Sie die sichere Gewähr, auch im »grünen Bereich« zu trainieren.
Wenn Sie über 40 sind und regelmäßig Sport treiben, ist ein sportmedizinischer Gesundheits-Check ohnehin alle zwei bis drei Jahre empfehlenswert.

Sie sollten auf jeden Fall Ihren Arzt konsultieren sollten, wenn ...

- Sie über 40 Jahre sind,
- Sie seit mehr als zwei Jahren keinen Ausdauersport betrieben haben,
- Sie starkes Übergewicht haben,
- in Ihrer Familie Fälle von erhöhtem Blutdruck, erhöhten Cholesterinwerten oder Herz-Kreislauf-Erkrankungen bekannt sind,
- Sie Probleme mit Knien, Gelenken und/oder dem Haltungsapparat haben.

Der passende Laufschuh

Sie haben sich dazu entschieden, mit dem Laufen bzw. Walken zu beginnen? Sehr schön! Am wichtigsten ist es jetzt, dass Sie das richtige Paar Laufschuhe erwerben. Nehmen Sie sich Zeit für den Einkauf und suchen Sie sich einen wirklich kompetenten Sportschuhhändler.

Beim Schuhkauf gibt es ein paar Grundregeln:

- Tragen Sie die Socken, die Sie auch beim Training tragen werden.
- Der Untergrund, auf dem Sie hauptsächlich laufen wollen, ist zu berücksichtigen. Waldböden zum Beispiel erfordern das grobstolligere Profil eines typischen Trailschuhs.
- Achten Sie darauf, dass Ihre große Zehe eine Daumenbreite Platz hat, bevor sie Kontakt mit dem Schuh bekommt.

- Jegliches Unwohlsein Ihres Fußes – Druckstellen, Engegefühl – bringt das Testpaar sofort zurück ins Regal.
- Sparen Sie nicht am falschen Ende. Zuerst sollten Sie nach dem für Sie optimalen Schuh suchen, erst dann nach dem Preis fragen.

Etwa alle 1500 Kilometer ist ein neues Paar Laufschuhe fällig. Denn allzu bequeme Treter erfüllen ihre stabilisierende bzw. dämpfende Wirkung nur noch mäßig bis ungenügend und können dem Fuß langfristig sogar schaden. Ohnehin ist es für diejenigen, die mehr als zwei- bis dreimal pro Woche laufen, empfehlenswert, sich ein zweites Paar zuzulegen.

Die Pulsuhr

Eine Pulsuhr kann gerade Anfänger davor bewahren, einfach draufloszulaufen. Sie ist für die Bestimmung der Herzfrequenz eine wirklich gute Einstiegshilfe, da man besonders am Anfang oft mit zu hohem Tempo startet und bereits eine kurze Strecke später an Seitenstechen leidet. Der Herzfrequenzmesser arbeitet nach dem EKG-Prinzip und besteht aus einem Sender mit Brustgurt sowie der Pulsuhr. Die Spannbreite in Bezug auf Preis und Leistung liegt bei den Herzfrequenzmessern zwischen 50 und 250 Euro. Grob lassen sich die derzeit auf dem Markt befindlichen Geräte in vier Kategorien einteilen:

- Standarduhren der unteren Preiskategorie haben eine Herzfrequenzanzeige und einen oberen und unteren Grenzwert. Wenn Sie Ihre persönlichen Trainingsfrequenzbereiche kennen und innerhalb dieses Rahmens trainieren wollen, genügt diese Ausführung vollkommen.
- Uhren mit Zielbereichen, Zwischenspeichern etc.: Wenn Sie auf eine bestimmte Trainings-

Mit der Pulsuhr können Sie Ihre Herzfrequenz beim Ausdauertraining überwachen. So bleiben Sie garantiert im optimalen Trainingsbereich.

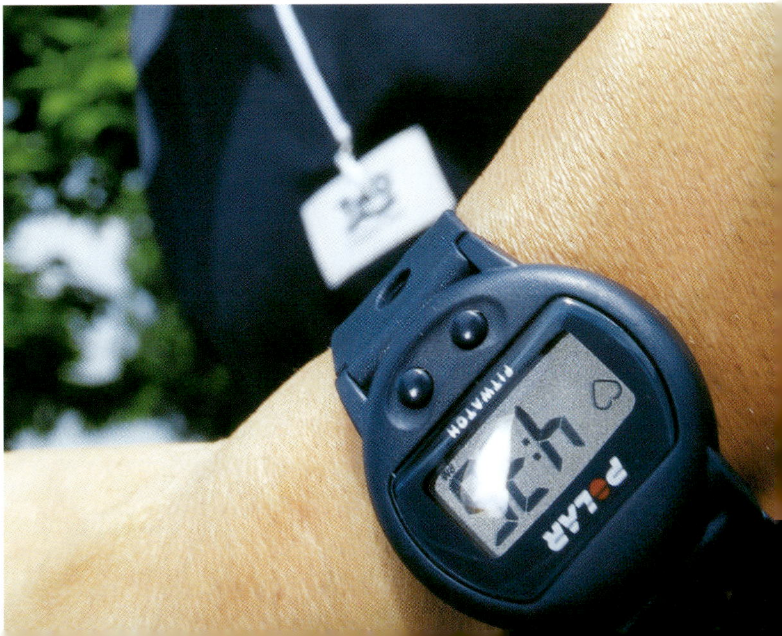

belastung hinarbeiten, die Sie über die Herzfrequenz kontrollieren wollen, ist dieses Gerät empfehlenswert.
- Uhren, die zusätzlich den Ruhepuls, den aeroben Trainingsbereich, den Anteil am Fettstoffwechselbereich und die Anzahl der verbrauchten Kalorien anzeigen. Wer Ausdauersport vor allem unter dem Aspekt des Gewichtsverlusts betreibt, ist mit dieser Trainingshilfe gut beraten.
- Uhren mit PC-Interface. Das ist die Kategorie der Profis, auch vom Preis her. Aber für einen Anfänger ist ein solches Gerät nicht erforderlich.

Das sollen Sie beachten:
- Achten Sie auf einen strammen Sitz des Gurtes, ohne dass Sie Trage- und Laufkomfort dabei einbüßen.
- Befeuchten Sie gründlich die Sender am Gurt, dann gibt es auch keine Sendestörung.
- Trocknen Sie nach dem Training den Sender ab und nehmen Sie ihn vom Gurt. Das schont die Batterie.

Kleidung

Tragen Sie doch einfach das, was bequem ist, bei kaltem Wetter warm hält und Sie im Sommer schwitzen lässt.
Moderne Materialien haben allerdings so manchen Vorteil, denn atmungsaktives Synthetikmaterial wirkt wie eine Klimaanlage – Feuchtigkeit wird nach außen abgeleitet, Verdunstungskälte wird vermieden.
Grundsätzlich ist das Zwiebelprinzip empfehlenswert. Wenn Sie mehrere dünne Kleidungsstücke übereinander tragen, können Sie sich plötzlichen Wetteränderungen anpassen. Im Frühling/Sommer genügen ein T-Shirt oder Tank-Top und kurze bzw. lange Shorts. Eine leichte winddichte Jacke schützt vor Auskühlung durch frische Brisen und überraschende Schauer. Wenn Sie nicht ausschließlich im Wald laufen, ist eine Schirmmütze als Sonnenschutz empfehlenswert. Als überaus nützlich erweist sich bei »Durststrecken« ebenfalls der Gürtelhalter für die Trinkflasche. Für das Laufen im Dunklen ist Kleidung mit reflektierenden Streifen sinnvoll, sodass Autofahrer Sie rechtzeitig sichten können.
Im Herbst/Winter wärmt ein dünnes Kunstfaserhemd, das direkt auf der Haut getragen wird, Oberkörper und Nieren; ein lockeres Langarm-Shirt sorgt für angenehme Temperierung und Schweißableitung. Eine warme, wind- und wasserdichte Jacke macht Sie auch im Winter wettertauglich. Wärmende Tights – eng anliegende Laufhosen – aus Funktionsfaser unterstützen den Bluttransport zum Herzen hin und saugen weder Wasser noch Schnee auf. Wenn es richtig kalt wird, sollten Sie zusätzlich ein Stirnband und/oder eine Mütze tragen.

Minimalprogramme – der Einstieg in die Ausdauer

Beim »2 + 2 und 4«-Programm (siehe auch S. 49ff) sollten Sie Ihren sportlichen Einstieg ins Ausdauertraining folgendermaßen angehen:

- Zweimal 15 bis 20 Minuten pro Woche zügig spazieren gehen oder noch besser walken. Zwischen zwei Einheiten bitte immer einen trainingsfreien Tag legen. An diesen Tagen ist ein bisschen Krafttraining aber erlaubt.
- Nach spätestens zwei Wochen sollten Sie mindestens an zwei Tagen in der Woche 20 Minuten unterwegs sein.
- Nach Lust und Laune können Sie die Trainingsdauer pro Einheit auch auf 40 bis 60 Minuten erhöhen. Besser wäre es jedoch, Ihrem Ausdauersport noch einen dritten Termin in der Woche zu reservieren (siehe Trainingspläne S. 76).

Für die Walker oder Jogger, die sich im optimalen Trainingsbereich bewegen wollen, empfehlen wir folgende Formel:

Eine Trainingsherzfrequenz von »190 – Lebensalter« sollte nicht überschritten werden und gilt somit als obere Trainingsherzfrequenzgrenze.

Ein Beispiel: Ein Mann von 38 Jahren, bislang völlig unberührt von jeglicher sportlicher Aktivität, sollte folgenden Herzfrequenzwert beim Walking/Jogging nicht überschreiten:
190 – 38 = 152 pro Minute
Seine Pulsuhr sollte also beim Lauftraining nicht mehr als 152 Herzschläge anzeigen.

Bevor es jetzt losgeht, schaffen Sie sich ein gutes Fundament fürs Durchhalten: Ganz wichtig ist, sich noch einmal zu vergegenwärtigen, warum Sie Ihre Ausdauer trainieren wollen. Für ein gesünderes Leben, klar. Für eine bessere Fitness und die Traumfigur, natürlich. Fernziele haben allerdings den Nachteil, dass man Sie so schnell aus den Augen verliert, denn: Der innere Schweinehund macht kurzsichtig. Fassen Sie also Ihre Nahziele fest ins Auge!

In Gesellschaft laufen
Manche lieben es, nach einem langen Arbeitstag alleine zu laufen, um vom Alltag abzuschalten. Doch vielen Menschen wird dies auf Dauer zu langweilig. Außerdem ist es für die Motivation gut, wenn man feste Termine mit einer Freundin bzw. einer ganzen Gruppe ausmacht. Diese kann man nicht so schnell absagen, wenn sie vereinbart sind.

Für alle, die mehr wollen
Das 8-Wochen-Programm für Walker, Jogger und Nordic Walker

Wenn Ihnen das Minimalprogramm nicht ausreicht und Sie in der Woche noch ein bisschen Luft haben, dann rate ich Ihnen zu dreimal Sport die Woche.
Dazu gehört, dass Sie ...

- im 8-Wochen-Programm dreimal in der Woche walken/joggen,
- in jeder Programmwoche kontinuierlich an Laufzeit – am Stück oder portionsweise – dazugewinnen,
- jede Trainingseinheit mit fünf Minuten zügigem Gehen beginnen.

Das sollte doch zu schaffen sein, oder?

> Damit der Körper sich an den Trainingsreiz, den Sie gesetzt haben, anpassen kann, ist es wichtig, dass Sie zwischen zwei bewegten Tagen einen Regenerationstag einplanen.

Walking-Programm für absolute Einsteiger

Wer deutliches Übergewicht hat, sollte zunächst mit zügigen Spaziergängen beginnen und anschließend, wenn es mit der Puste besser geht, zum Walking übergehen.

Walking: 8-Wochen-Programm für absolute Einsteiger

	1. Woche			2. Woche			3. Woche			4. Woche			5. Woche			6. Woche			7. Woche			8. Woche	
Trainingstag	1	2	3	1	2	3	1	2	3	1	2	3	1	2	3	1	2	3	1	2	3	1	2
Walken (min)	3	4	4	4	5	5	5	5	5	7	7	8	8	8	9	10	10	10	15	15	15	15	15
Gehen (min)	1	1	1	1	1	1	1	1	1	1	1	1,5	1	1	1	1	1	1	3	3	2	2	2
Walken (min)	–	–	–	–	–	–	–	–	–	–	–	–	–	–	–	–	–	–	–	–	15	15	15
Wie oft durchführen?	5x	4x	4x	5x	4x	4x	5x	5x	4x	3x	3x	3x	3x	3x	3x	3x	3x	3x	–	–	–	–	–
Zeitaufwand pro Trainingstag (min)	20	20	20	25	24	24	30	30	24	24	24	28,5	27	27	30	33	33	33	18	18	32	32	32
Zeitaufwand pro Woche (min)	60			73			84			76,5			84			99			68			94	
Trainingspulsempfehlung	Trainingsherzfrequenz <190 - Lebensjahr																						

Falls Interesse am Jogging besteht: Nach 6 bis 8 Wochen können Sie dann nach Rücksprache mit dem Hausarzt das Programm für absolute Laufanfänger (siehe S. 76) beginnen.

Folgende zehn Punkte sollten Sie beim Walking berücksichtigen:

1. Gemäßigtes Tempo zu Beginn
2. Die Fersen müssen bei leicht gebeugtem Knie aufgesetzt werden
3. Füße über die ganze Fußsohle abrollen
4. Fußspitze in Gehrichtung setzen
5. Die Arme in 90 Grad anwinkeln und seitlich mitschwingen
6. Arme gegengleich schwingen
7. Bewusst ein- und ausatmen
8. Etwa vier bis fünf Meter nach vorne schauen
9. Schultern locker hängen lassen
10. Brustkorb anheben

Die häufigsten Anfänger-Fehler

- Sie schauen auf Ihre Füße. Dadurch fallen automatisch die Schultern nach vorne, der Rücken rundet sich und die Brust wird eingeengt.
  Folge: Energieverlust, Schulter-Verspannungen
- Sie lehnen sich zu stark nach hinten.
  Folge: Kreuz und Nacken schmerzen.
- Sie machen zu große Schritte und strecken die Arme nach vorne aus.
  Folge: Nacken und Schultern leiden.
- Sie schlenkern die Unterarme vor dem Körper auf und ab.
  Folge: Die Ellbogen werden überlastet.

Nordic Walking

Ursprünglich war das Walken mit Stöcken die Sommer-Trainingsmethode der Skilangläufer, Biathleten und Kombinierer. Doch mittlerweile hat sich dieses gesunde Ausdauertraining zu DER Trendsportart entwickelt. Das wundert nicht wirklich, wenn man sich die Vorteile ansieht:

- Kein anderer Sport verbrennt so effektiv Fett. Nach regelmäßigem Training steigt der Somatotropinspiegel, ein Wachstumshormon, das Fettzellen schmilzt und Muskeln aufbaut.
- Anscheinend ist Nordic Walking die beste Methode, um Herz und Kreislauf zu trainieren.
- Nordic Walking entlastet die Füße und Gelenke noch viel stärker als die stocklose Variante, ist also der ideale Einsteigersport, um Gewicht abzubauen.
- Durch den Stockeinsatz werden neben der Beinmuskulatur auch die Schulter- und Armmuskeln gestärkt sowie die Bauch- und Rückenmuskulatur gekräftigt.
- Nordic Walking verbraucht mehr Kalorien als normales Walking.

Die Stöcke

Sie können zwischen nahtlos und verstellbaren Teleskop-Stöcken wählen. Letztere haben den Vorteil, dass Sie sie auch mal im Rucksack verstauen können. Außerdem passen sie sich dem Gelände gut an. Allerdings sind sie weniger stabil und vibrationsarm.
Um die verschiedenen Bodenbeschaffenheiten zu berücksichtigen, kann die Spitze der Stöcke wahlweise mit Gummipads (bei einem glatten Untergrund wie einer asphaltierten Straße) oder einer Metallspitze (bei weicherem Untergrund, wie Waldboden und Feldwege) ausgestattet werden. Der Griff sollte gut in der Hand liegen und keine zu starke Riffelung besitzen. Die Schlaufen mit Klettverschlüssen werden wie Manschetten befestigt. Achten Sie darauf, dass sie stufenlos einstellbar sind.

Und so geht's

Wie auch beim »normalen Walken« schwingen die Arme diagonal mit, also rechtes Bein und linker Arm sind vorne, beziehungsweise umgekehrt – allerdings wird bei der Armbewegung der bewusste Stockeinsatz integriert. Wenn nun also das linke Bein mit der Ferse den Boden berührt, so setzt auch der Stock der rechten Hand auf und natürlich umgekehrt. Achten Sie

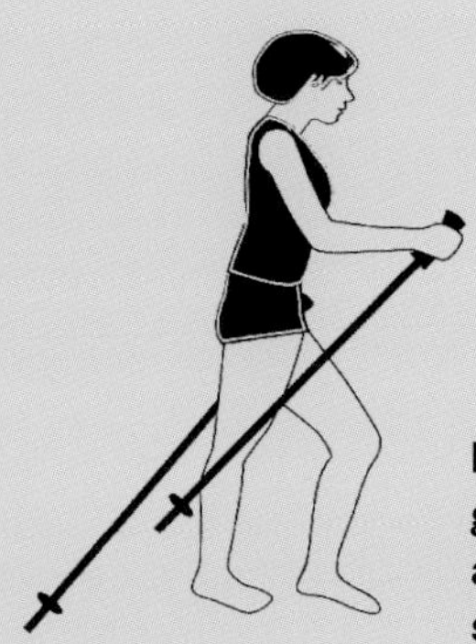

Die Arme entgegengesetzt den Beinen auf Brusthöhe mitschwingen.

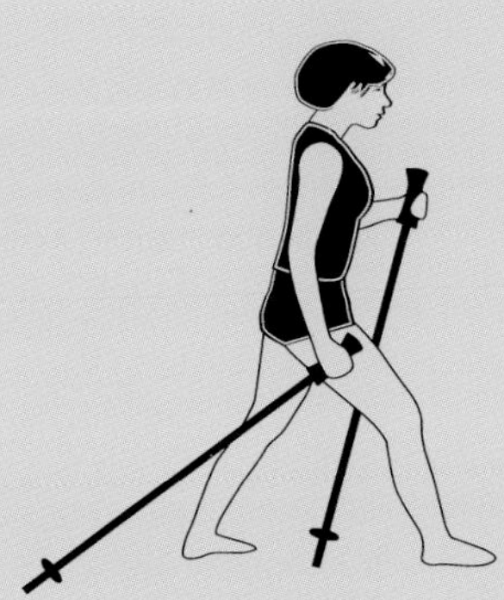

Stockführung eng am Körper.

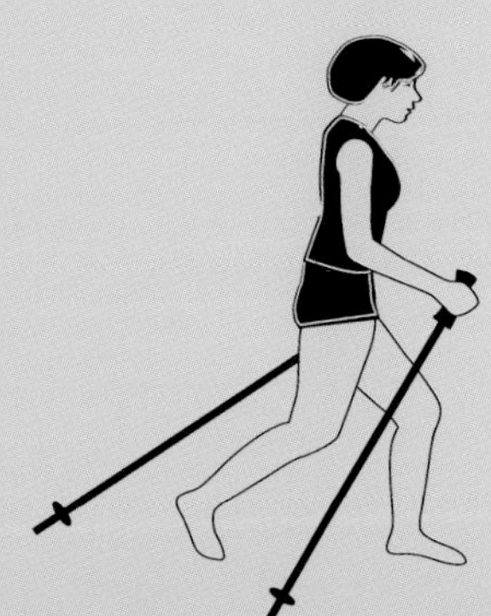

Den rechten Stock gleichzeitig mit der linken Ferse aufsetzen und umgekehrt.

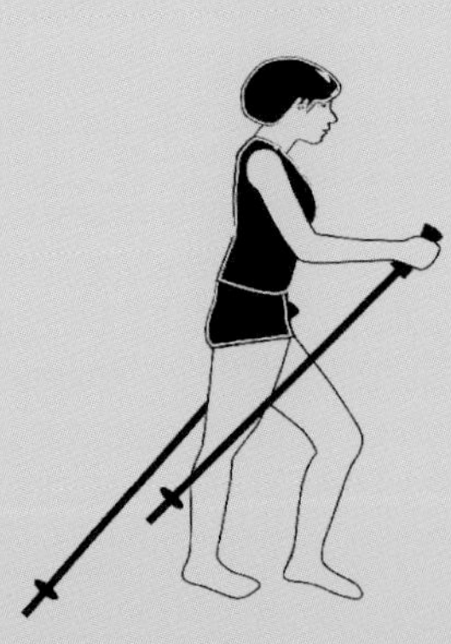

Kleine bis mittelgroße Schritte sind für Anfänger ideal.

Die optimale Stocklänge beträgt 70 % der Körpergröße (Körpergröße in cm x 0,7). Bei einer Körpergröße von 1,75 m benötigen Sie also eine Stocklänge von 122,5 cm. Ski-, Trekking- oder Wanderstöcke sind nicht geeignet. Die neu entwickelten Carbon-Stöcke sind leicht, extrem belastbar und verfügen über eine lange Lebensdauer.

darauf, dass Sie die Stöcke nicht die ganze Zeit über festhalten – das würde die Blutzirkulation beeinträchtigen. Mit Hilfe der Schlaufen schwingen die Stöcke stattdessen mit und werden erst gehalten, wenn sie wieder aufgesetzt werden sollen.

Die Belastung lässt sich beim Nordic Walking durch zwei Möglichkeiten erhöhen: Entweder durch das Tempo oder durch einen kräftigeren Einsatz der Arm- und Oberkörpermuskulatur. Am wirkungsvollsten ist Nordic Walking in leicht hügeligem Gelände. Anfänger sollten in flachem oder leicht ansteigendem Gelände beginnen.

Jogging-Programm für absolute Laufanfänger

Wer noch nie gelaufen ist (und/oder eventuell leicht übergewichtig ist) und lediglich eine Minute durchlaufen kann, schafft nach diesem Programm ohne Probleme durch abwechselndes Gehen und Laufen fünf Kilometer (oder 30 Minuten) am Stück. Und der schöne Nebeneffekt: Neben der gesteigerten Fitness werden auch die ersten Pfunde purzeln!

Schrauben Sie hier Ihren Ehrgeiz nicht zu hoch. Sie müssen als Anfänger nach acht Wochen noch nicht durchlaufen können. Das ist zu früh und könnte den passiven Bewegungsapparat (Sehnen, Bänder, Gelenke) überlasten. Steigen Sie nach den acht Wochen einfach in der dritten Woche des Jogging-Programms für »Fortgeschrittene« (siehe nächste Seite) ein, dann haben Sie die fünf Kilometer schnell im Griff.

Jogging-Programm für Wanderer und Walker

Sie können schon ohne Probleme wandern oder zügig walken, nur beim Laufen kommen Sie schnell aus der Puste? Mit dem folgenden Programm schaffen Sie es, nach acht Wochen die 5-Kilometer-Distanz (oder 30 Minuten) am Stück ohne Probleme durchzulaufen. Dazu benötigen Sie lediglich dreimal pro Woche 25 bis 35 Minuten Zeit.

Jogging-Programm für sportliche Einsteiger

Sie sind sportlich, normalgewichtig, aber noch nie gelaufen? Wenn Sie nach dem folgenden 8-Wochen-Programm trainieren, können Sie – ohne aus der Puste zu kommen – fünf Kilometer (oder 30 Minuten) am Stück durchlaufen.

Jogging: 8-Wochen-Programm für absolute Laufanfänger

	1. Woche			2. Woche			3. Woche			4. Woche			5. Woche			6. Woche			7. Woche			8. Wo	
Trainingstag	1	2	3	1	2	3	1	2	3	1	2	3	1	2	3	1	2	3	1	2	3	1	2
Gehen (min)	3	3	3	4	4	4	4	4	4	3	3	3	3	3	3	3	3	3	2	2	2	2	2
Laufen (min)	1	1	1	2	2	2	3	3	3	3	3	3	4	4	4	5	5	5	6	6	6	7	6
Wie oft durchführen?	5x	5x	5x	4x	4x	4x	4x	4x	4x	5x	5x	5x	5x	5x	5x	5x	5x	5x	6x	6x	6x	5x	6x
Zeitaufwand pro Trainingstag (min)	20	20	20	24	24	24	28	28	28	30	30	30	35	35	35	40	40	40	48	48	48	45	48
Zeitaufwand pro Woche (min)	60			73			84			90			105			120			120			13	
Trainingspulsempfehlung	Trainingsherzfrequenz <190 - Lebensjahre																						

Jogging: 8-Wochen-Programm für Wanderer und Walker

	1. Woche			2. Woche			3. Woche			4. Woche			5. Woche			6. Woche			7. Woche			8. Wo	
Trainingstag	1	2	3	1	2	3	1	2	3	1	2	3	1	2	3	1	2	3	1	2	3	1	2
Laufen (min)	2	3	2	3	2	3	4	6	4	6	8	6	8	10	8	10	20	10	10	8	10	15	8
Gehen (min)	1,5	1,5	1,5	1,5	2	1,5	1,5	1,5	1,5	1,5	1,5	1,5	1,5	1,5	1,5	1,5	1,5	1,5	1	1	1	1	1
Wie oft durchführen?	6x	4x	6x	6x	4x	6x	6x	4x	6x	4x	3x	4x	4x	2x	4x	3x	3x	3x	3x	4x	3x	2x	4x
Zeitaufwand pro Trainingstag (min)	21	18	21	27	16	27	33	30	33	30	28,5	30	38	23	38	34,5	40,5	34,5	33	36	33	32	36
Zeitaufwand pro Woche (min)	60			73			96			88,5			99			109,5			102			ca. 1	
Trainingspulsempfehlung	Trainingsherzfrequenz <190 - Lebensjahre																						

Jogging: 8-Wochen-Programm für sportliche Einsteiger

	1. Woche			2. Woche			3. Woche			4. Woche			5. Woche			6. Woche			7. Woche			8. Wo	
Trainingstag	1	2	3	1	2	3	1	2	3	1	2	3	1	2	3	1	2	3	1	2	3	1	2
Laufen (min)	5	5	5	7	7	7	8	8	8	9	9	9	9	9	9	12	12	12	15	15	15	10	15
Gehen (min)	3	3	3	3	3	3	2	2	2	2	2	2	1	1	1	2	2	2	2	2	2	1,5	–
Wie oft durchführen?	4x	4x	4x	3x	3x	3x	3x	3x	3x	3x	3x	3x	3x	3x	3x	2x	2x	2x	1x	1x	1x	2x	1x
Zeitaufwand pro Trainingstag (min)	32	32	32	30	30	30	30	30	30	33	33	33	30	30	30	28	28	28	32	32	32	23	15
Zeitaufwand pro Woche (min)	96			90			90			99			90			80			96			ca.	
Trainingspulsempfehlung	Trainingsherzfrequenz <190 - Lebensjahre																						

*5 km (30 Minuten) laufen ohne Gehpausen

Krafttraining

Wie fühlt es sich an, wenn Sie ein paar Liegestütze versuchen? Pudding in den Armen? Dann brauchen Sie dringend ein bisschen Training. Es lohnt sich, denn Krafttraining verbessert die Haltung, verschönert die Körpersilhouette, stabilisiert und schützt die Gelenke. Und: Muskeln verbrauchen auch im Ruhezustand eine Menge Energie – ganz im Gegensatz zu Fettgewebe. Außerdem fallen mit trainierten Muskeln auch Ausdauersportarten viel leichter.

Um dem Kraftverlust ab 30 vorzubeugen (3 bis 5 Prozent Muskelverlust pro Jahr haben wir ohne Training zu verbuchen), sollte man schon regelmäßig die Muskeln spielen lassen. Unser Programm trainiert die Partien des Körpers, die beim Laufen und Walken ein wenig zu kurz kommen: Bauch und Rücken, Arme und Schultern.

Kraftübungen für zu Hause

Bevor Sie anfangen, noch ein paar Tipps:

- Spannen Sie die Pomuskeln bei allen Übungen an. So vermeiden Sie es, ins Hohlkreuz zu fallen.
- Machen Sie die Übungen mindestens zweimal wöchentlich.
- Wiederholen Sie jede Übung mindestens dreimal.
- Nicht die Luft anhalten! Immer gleichmäßig weiteratmen.

Bankstellung

Spannen Sie Bauch und Po an. Heben Sie das rechte Bein und den linken Arm in der angegebenen Richtung und halten Sie diese 10 bis 15 Sekunden. Das Becken bleibt parallel zum Boden. Wechseln Sie die Seite. Achtung: kein Hohlkreuz!

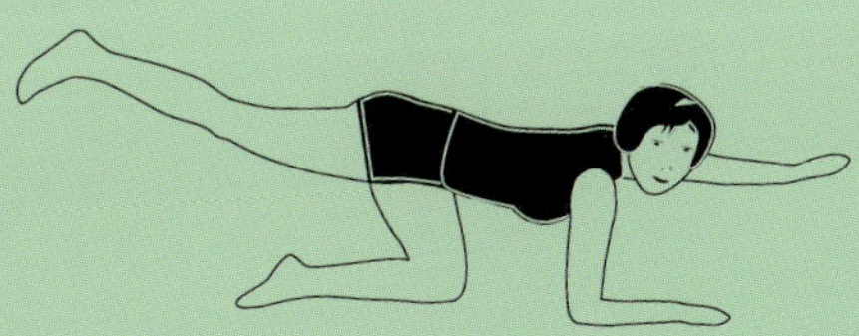

U-Halte

Die Zehen berühren während der ganzen Übung den Boden. Spannen Sie Bauch und Po an, bilden Sie mit den Armen ein »U«, die Daumen zeigen nach oben. Halten Sie diese Position 10 bis 15 Sekunden, ca. 5- bis 10-mal.

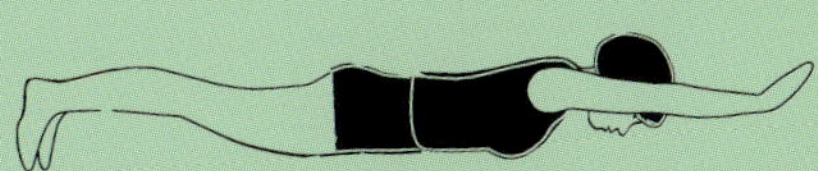

Schräger Crunch

Die seitlichen Bauchmuskeln stärken Sie, indem Sie langsam die Ellenbogen zum gegenüberliegenden Knie ziehen. Die Lendenwirbel bleiben am Boden. Atmen Sie aus, wenn Sie Kopf und Schultern anheben. Ca. 10- bis 30-mal.

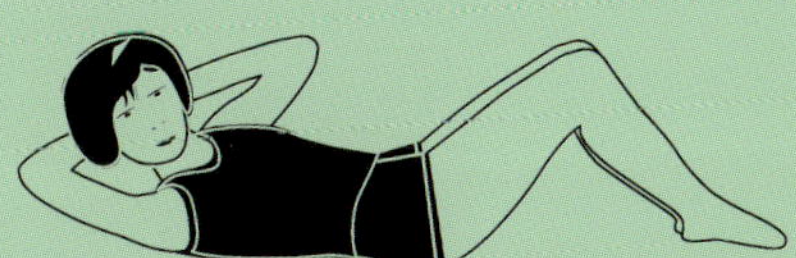

Bridging

Heben Sie beim Ausatmen das Becken so hoch wie möglich vom Boden und halten Sie die Position. Gesäßmuskulatur und Kniebeuger sind angespannt. Lassen Sie beim Einatmen den Po wieder sinken. 5-mal ca. 10 bis 15 Sekunden.

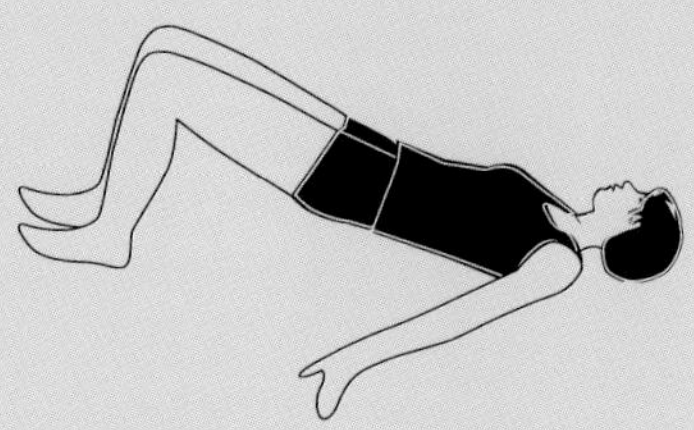

Gerader Bauch-Crunch

Die Zehen berühren während der ganzen Übung den Boden. Spannen Sie Bauch und Po an, bilden Sie mit den Armen ein »U«, die Daumen zeigen nach oben. Halten Sie diese Position 10 bis 15 Sekunden, ca. 5- bis 10-mal.

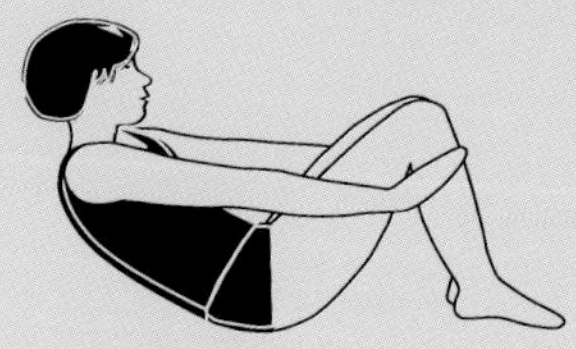

Seitenstütze zur Ganzkörperstärkung

Stützen Sie sich auf den Ellenbogen, sodass der Unterarm mit nach oben zeigender Handfläche vor Ihnen liegt. Heben Sie das Becken und halten Sie die Position 10- bis 15 Sekunden. 5-mal das obere Bein heben und senken.

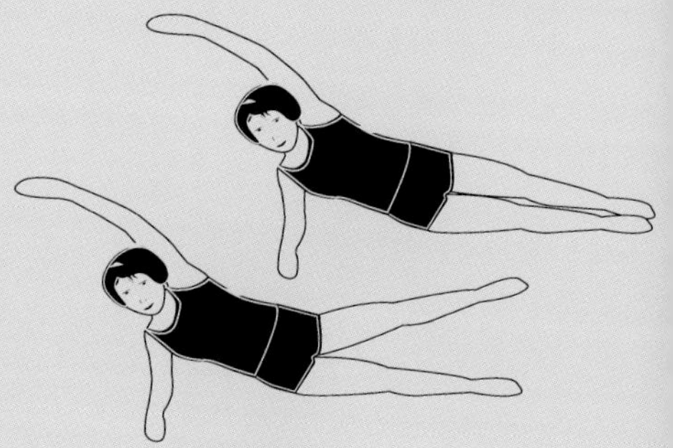

Einbeinige Kniebeuge

Gehen Sie in den Ausfallschritt. Das linke Bein ist vorn, das rechte hinten und leicht gebeugt. Beugen Sie das linke Bein nach unten. Wechseln Sie die Seite. 5-mal. Halten Sie 10 bis 15 Sekunden.

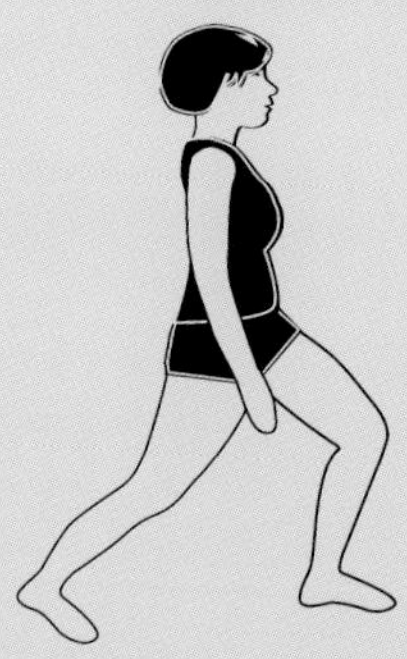

Liegestütz

Stützen Sie sich auf die Hände, die Arme sind gestreckt. Beugen Sie beim Einatmen die Arme, sodass sich Ihr Oberkörper langsam dem Boden nähert. Ca. 9- bis 10-mal.

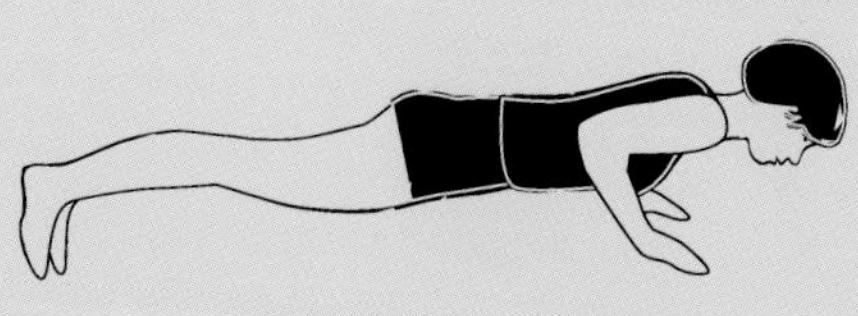

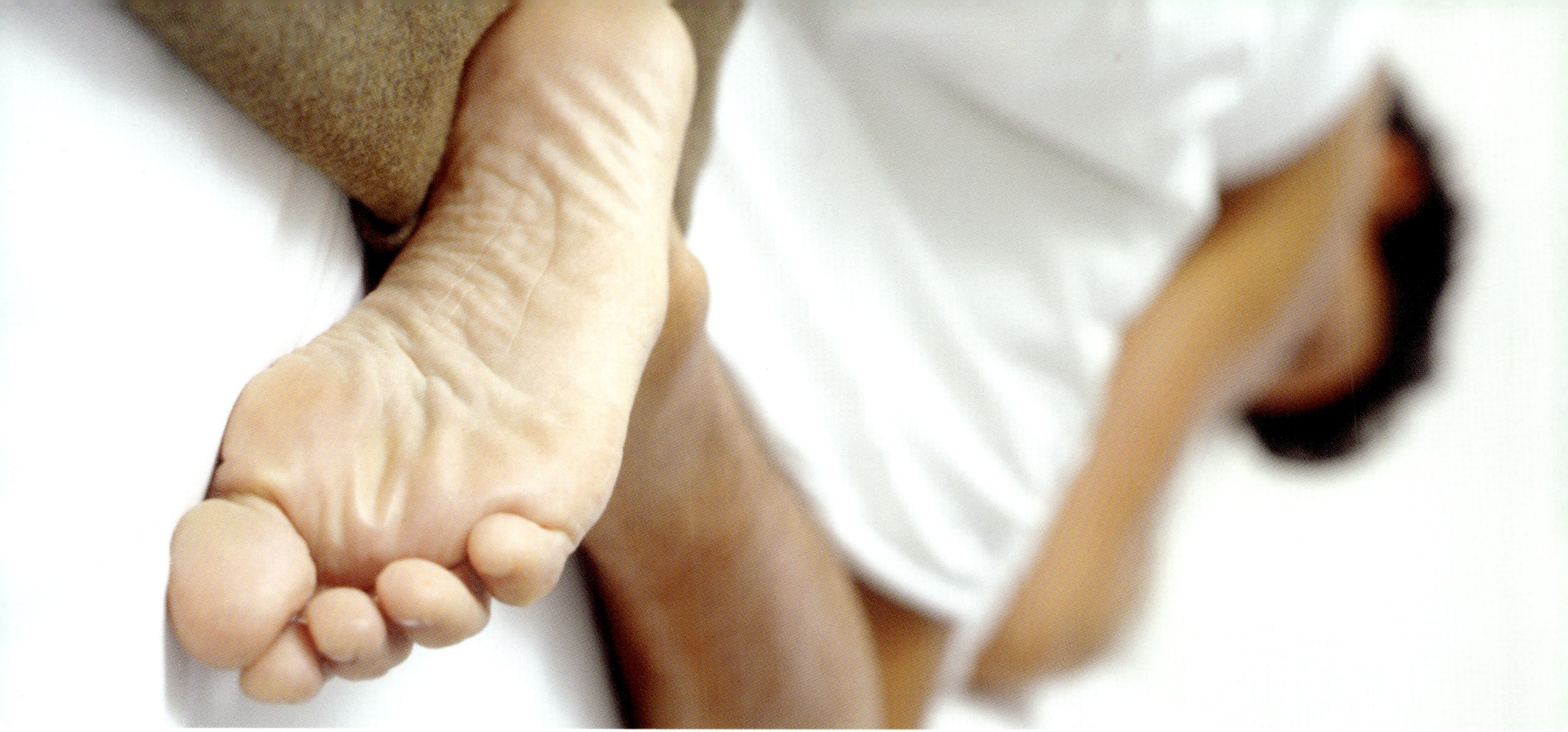

GUTE NACHT!

WIE MANN ZU EINEM GUTEN SCHLAF KOMMT – UND WARUM MANN DEN AUCH DRINGEND BRAUCHT

Morpheus und der süße Schlaf

»Geschlafen wie in Morpheus Armen.« So sollte Mann sich morgens nach einem gesunden, das heißt tiefen Schlaf fühlen. Morpheus war der römische Gott der Träume, Sohn des Schlafgottes Somnus. Den Schlafenden sollte er damals im Traum begegnen. Beinahe jeder Dritte in Deutschland wünscht sich heute allerdings vergebens, dass auch ihm Morpheus nachts im Schlaf begegnen möge. Was Morpheus jedoch nicht tut. Und so schickt jeder Fünfte, statt sich sanft in Morpheus Armen zu wiegen und süße Träume zu träumen, verzweifelte Stoßgebete und Seufzer in den nächtlichen Himmel. Jene Menschen leiden nämlich zu ihrem Bedauern, und wegen ihrer latenten Übellaunigkeit auch häufig zum Bedauern ihrer Umgebung, an mehr oder weniger regelmäßig auftretenden Schlafstörungen.

Oftmals benötigen sie mehrere Stunden, um überhaupt einschlafen zu können. Oder sie werden – einmal eingeschlafen – wieder wach und haben extreme Schwierigkeiten, dann wieder einzuschlafen. Manch einer wälzt sich im Halbschlaf gar die ganze Nacht verzweifelt im Bett umher, bis ihn schließlich der Wecker von seinem Martyrium befreit und unter die Dusche treibt. Was dann tagsüber folgt, ist nicht selten eine Fortsetzung des nächtlichen Martyriums mit anderen Mitteln: Man fühlt sich völlig zerschlagen, ist unkonzentriert, reagiert gereizt, ist so übermüdet, dass man in Konferenzen oder sogar hinter dem Lenkrad immer wieder in einen Sekundenschlaf sinkt. Ersteres kann einen die Karriere kosten, Letzteres das Leben.

Der Schlaf ist der tägliche Jungbrunnen des Körpers.

WAS IM SCHLAF GESCHIEHT

Nicht gut oder im schlimmsten Fall gar nicht geschlafen zu haben ist für die Betroffenen auf lange Sicht aber nicht nur unangenehm oder karriereschädigend. Permanente Schlafstörungen können langfristig auch krank machen (siehe S. 83). Und das wundert auch nicht weiter, wenn man sich vor Augen hält, was Schlaf genau ist, was während des Schlafs passiert und wozu er dient. Letztere Frage hat man trotz intensiver Forschung bisher zwar noch nicht wirklich und abschließend beantworten können. Doch alle Indizien deuten darauf hin, dass der Körper sich im Schlaf schlicht und einfach regeneriert. Der Schlaf ist also der tägliche Jungbrunnen des Menschen. Wissenschaftler bezeichnen ihn auch als einen vom Gehirn mithilfe von Hormonen gesteuerten »rhythmisch wiederkehrenden Erholungsurlaub« des Körpers.

Der Organismus fährt in dieser Auszeit fast alle Systeme herunter, lässt sie quasi nur noch im Stand-by-Betrieb leise vor sich hin laufen: So gehen während des Schlafes die Aktivitäten von Herz und Kreislauf auf ein Minimum zurück, Blutdruck und Puls sinken, auch Magen und Darm stellen nachts auf Betriebspause um und arbeiten, wenn überhaupt, nur noch im Schongang. Die Körpertemperatur sinkt bis zu einem halben Grad, der Stoffwechsel reduziert sich um 25 Prozent.

Als Ausgleich zu den Leistungen am Tage pendeln sich nach dem Einschlafen unter der Regie des Gehirns also die meisten Körperfunktionen auf tiefere Ruhewerte ein. Nach dem Schlaf ist in der Regel deshalb auch die Leistungsfähigkeit erhöht. Der Grund: Während des Schlafes verbraucht der Körper rund ein Drittel weniger Energie als im Wachzustand. Nicht umsonst spricht man deshalb von einem »erholsamen Schlaf«.

Einzig die Konzentrationen des Wachstumshormons HGH (Human Growth Hormone) und des Immunstoffs Interleukin steigen. Beide sind nötig, damit sich die Zellen und das Immunsystem während der Nacht regenerieren können. Bei Erwachsenen unterstützen die Wachstumshormone die Regeneration der Zellen. Kinder hingegen benötigen sie vor allem für das Wachstum. So wachsen Kinder mit Schlafstörungen entsprechend langsamer, mitunter sogar fast gar nicht mehr. Entfällt die Ursache für die Schlafstörungen, setzt auch das normale Wachstum wieder ein.

In den Traumphasen des Schlafs aktiviert das Gehirn zudem jene Areale, in denen die Bilder, Gefühle und Gedanken des Tages verarbeitet und ad acta gelegt werden. Aus all diesen Gründen fühlt man sich nach einer durchschlafenen Nacht in der Regel wie ausgewechselt. Nach einer durchwachten Nacht hingegen wie gerädert.

Der Durchschnittsdeutsche schläft ungefähr von 23.04 Uhr bis 06.18 Uhr und damit etwas mehr als sieben Stunden pro Nacht.

REM und Non-REM – die einzelnen Schlafphasen

Schlafforscher unterscheiden den so genannten REM-Schlaf und den so genannten Non-REM-Schlaf. REM steht für »Rapid-Eye-Movement«, was übersetzt »schnelle Augenbewegungen« heißt. Diese Augenbewegungen bei geschlossenen Lidern entstehen, wenn der Mensch seine Traumbilder mit den Augen verfolgt, weshalb man diese Schlafphase auch als »Traumschlaf« bezeichnet. Im Non-REM-Schlaf bewegen sich die Augen dagegen nicht. Die Non-REM-Phasen umfassen die Einschlafphase, den leichten, oberflächlichen Schlaf sowie den Tiefschlaf.

In Intervallen von rund 90 Minuten unterbrechen die Traumphasen den Tiefschlaf. Durchschnittlich kommt es in der Nacht zu fünf zyklisch wiederkehrenden Traumphasen, die bis zu einer halben Stunde dauern können. Möglicherweise wird in dieser Phase das Erlebte vom Tage im Langzeitgedächtnis gespeichert und überflüssige Informationen gelöscht. In dieser Phase verbraucht der Körper ebenso viel Energie wie im Wachzustand. Trotz der Betriebsruhe im übrigen Körper ist der Schlaf also im Gehirn ein phasenweise höchst aktiver Zustand. Während die REM-Phase offenbar für die »Ordnung« im Gehirn und für eine ausgeglichene Psyche entscheidend ist, sind für den Erholungswert des übrigen Körpers vor allem die Tiefschlafphasen ausschlaggebend.

Wie viel Schlaf braucht man?

Napoleon war als notorischer Kurzschläfer bekannt, der gern die Morgenstunden nutzte. Benjamin Franklin war der Meinung: »Früh zu Bett und früh aufstehen macht gesund, reich und klug.« Und Albert Einstein war ein bekennender Langschläfer. Man sieht: Das Schlafbedürfnis ist sehr unterschiedlich und höchst individuell. Und es verändert sich mit zunehmendem Alter.

Das durchschnittliche Schlafbedürfnis nimmt nämlich mit dem Lebensalter immer weiter ab. So wechseln Schlaf- und Wachphasen bei einem Säugling im Abstand von etwa vier Stunden. Insgesamt braucht ein Säugling 16 bis 18 Stunden Schlaf am Tag. Im Alter von drei Jahren beträgt der Schlafbedarf noch nahezu zwölf Stunden. Ein zehnjähriges Kind benötigt in der Regel etwa zehn Stunden, junge Erwachsene nur noch acht Stunden Schlaf.

Im mittleren Lebensalter reichen schließlich sieben bis acht Stunden aus, um am nächsten Morgen frisch und munter aus den Federn zu steigen. Frauen benötigen übrigens etwas mehr als Männer, und im Winter schlafen beide länger als im Sommer. Älteren Menschen genügen schließlich im Durchschnitt oft nur sechs Stunden Nachtruhe.

Offensichtlich benötigen die Menschen aber auch generell immer weniger Schlaf. So hat der durchschnittliche Schlafbedarf gesunder Menschen in Deutschland in den letzten zwei Jahrzehnten um bis zu 30 Minuten pro Nacht abgenommen.

Von individuellen Abweichungen abgesehen erachten Schlafforscher für einen Erwachsenen eine durchschnittliche Schlafdauer von sieben bis acht Stunden für völlig ausreichend. Als absolutes Minimum betrachten sie für einen gesunden Menschen allerdings fünf Stunden – wenn er gesund bleiben will.

Gründe für Schlafstörungen

Es gibt viele Gründe für kurzfristigen oder auch dauerhaften Schlafmangel. In manchen Berufszweigen wird beispielsweise im Schichtbetrieb gearbeitet. Die so genannte »innere Uhr«, von der man mittlerweile weiß, dass sie auch genetisch vorprogrammiert ist, wird auf diese Weise immer wieder durcheinandergebracht. Der natürliche Schlafrhythmus und die persönliche Chronobiologie werden so permanent gestört. Viele Schichtarbeiter haben infolgedessen immer wieder Schlafprobleme. Das Gleiche gilt für Manager, die unentwegt um die

Extremer Schlafentzug kann tödlich sein.

Welt jetten und so immer wieder von einer Zeitzone in die nächste springen. Wie sich bereits das einfache Verschieben des Zeitrhythmus um eine Stunde auswirkt, zeigt sich jedes Jahr beim Umstellen der Winter- auf die Sommerzeit an einem Sonntag: Am darauf folgenden Montag ereignen sich statistisch mehr Unfälle als an normalen Montagen.

Psychische Belastungen sind mit die häufigsten Ursachen für Schlafstörungen. Wer seinen Stress mit ins Bett nimmt, wird es kaum schaffen abzuschalten. Tückisch dabei ist, dass der Organismus über ein Schlafgedächtnis verfügt. Auch wenn die Stresssituation bereits vorüber ist, bleibt der Schlaf stressbedingt gestört. Häufig gesellt sich zu den eigentlichen Ursachen der Schlafstörungen noch ein weiterer psychischer Teufelskreis: Allein die Angst davor, wieder nicht einschlafen zu können, ist eine kaum zu nehmende Hürde. In hartnäckigen Fällen sind diese den Schlaf störenden Strukturen nur noch durch eine Psychotherapie zu durchbrechen.

Weitere Gründe sind meist harmloser: Wetterfühligkeit kann ein Grund für Schlafstörungen sein, zu viel Alkohol ebenfalls. Denn Alkohol mag zwar eine gute Einschlafhilfe sein, der Alkoholschlaf hingegen ist in der Regel ein schlechter und keinesfalls erholsamer Schlaf. Zu spät, zu viel und zu schwer gegessen zu haben kann ebenfalls zu Schlafproblemen führen, wie auch aufputschende Spätfilme im Fernsehen. Und was häufig als einer der einfachsten Gründe übersehen wird, sind Fragen der persönlichen Schlafhygiene: Ist das Schlafzimmer ruhig und dunkel genug? Ist die Raumtemperatur angenehm? Gewährleistet die Matratze ein entspanntes Liegen?

SCHLAFMANGEL UND GESUNDHEITLICHE FOLGEN

Insgesamt unterscheiden Mediziner 88 Formen von Schlafstörungen. Durchschlafstörungen sind mit Abstand die häufigsten. Rund sechs Prozent aller Menschen in Deutschland wachen nachts immer wieder auf und können dann nur schwer wieder zur Ruhe finden.

Während Säuglinge noch täglich 16 bis 18 Stunden Schlaf benötigen, reichen uns im mittleren Lebensalter bereits sieben bis acht Stunden, um am nächsten Morgen fit zu sein.

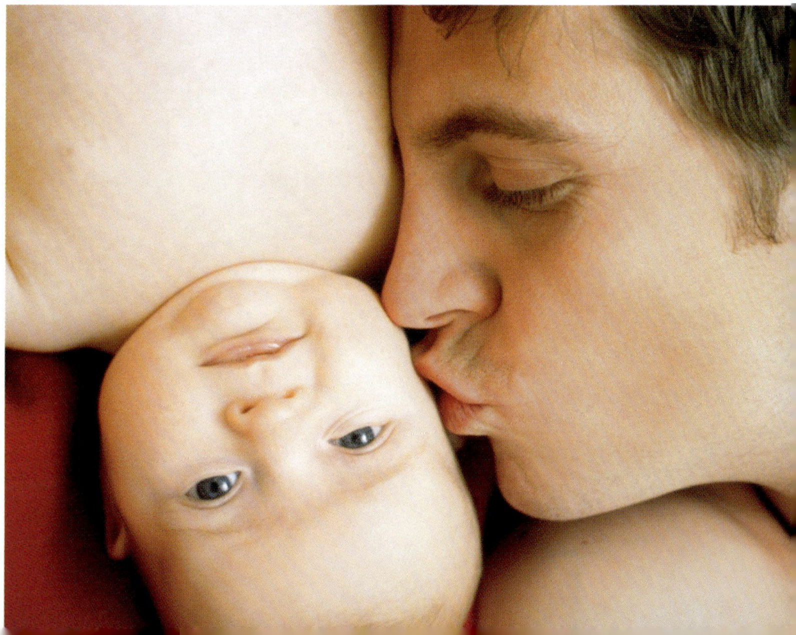

Wer über einen längeren Zeitraum nicht ausreichend Schlaf bekommt, muss ernste Konsequenzen für seine Gesundheit befürchten. Konstanter Schlafmangel schwächt nämlich das Immunsystem. Das Risiko von Erkrankungen steigt auf diesem Weg deutlich: Diabetes, Depressionen, Bluthochdruck und Magen-Darm-Störungen kommen bei Schlafgestörten häufiger vor als in der Normalbevölkerung. Neuesten Studien zufolge scheint man unter Schlafentzug auch schneller zu altern.
Ganz ohne Schlaf kann der Mensch maximal elf Tage durchhalten – dies scheint jedenfalls der Weltrekord des Amerikaners Randy Gardener aus dem Jahre 1964 zu beweisen.
Die Müdigkeit ist das weitaus größte Problem bei Schlafstörungen, denn wer müde ist, ist weniger leistungsfähig. So lösten die Teilnehmer einer Studie der Universität von Kalifornien in San Diego in den USA nach einer schlaflosen Nacht einfache Erinnerungsaufgaben um 50 Prozent schlechter als im ausgeruhten Zustand. Auch monotone Tätigkeiten wie Autofahren scheinen mit schweren Lidern schwieriger. Experten gehen davon aus, dass rund ein Viertel aller Unfälle auf deutschen Autobahnen auf Übermüdung des Fahrers zurückzuführen ist.
Reine Schlafkrankheiten gibt es dagegen nicht. Weder das Schnarchen noch die so genannte Schlaf-Apnoe, bei der es in Verbindung mit Schnarchen Nacht für Nacht zu Hunderten von kurzen Atemaussetzern kommt, bewertet man als Schlafkrankheit. Ebenso wenig zählen die so genannten »Restless Legs«, das Syndrom der unruhigen Beine (bitte keine Eigentherapie vornehmen, sollte in jedem Fall von einem Neurologen behandelt werden), und die Narkolepsie, bei der die Betroffenen plötzlich wegnicken, dazu. Die Ursachen dieser Störungen sind zum Teil noch unbekannt, wahrscheinlich aber spielen genetische Aspekte eine Rolle.

Ein- und Durchschlafhilfen – die besten Tipps

Gegen die meisten harmlosen Schlafstörungen lässt sich natürlich etwas unternehmen; die Palette der Schlafhilfen reicht von Hausmitteln wie dem berühmten Glas warme Milch mit Honig über moderne Schlafmedikamente bis hin zu mehr Fitness. Wer schlecht schläft, ist also noch lange kein Kandidat für das medizinische Schlaflabor oder die Couch des Psychiaters. Meist hilft zum Ein- oder Durchschlafen die Beherzigung des ein oder anderen der folgenden Tipps:

Abendessen

- Ein voller Bauch schläft nicht gern, ein knurrender Magen auch nicht: Deshalb vor dem Schlafengehen weder zu schwer essen noch Hunger schieben.

Alkohol

- Ein Glas Bier oder Wein wirkt entspannend und kann als Einschlafhilfe dienen. Alkohol in größeren Mengen stört jedoch den gesunden Schlaf.

Aufwachen

- Lassen Sie wilde Gedanken immer wieder mitten in der Nacht aufwachen? Stress ist meistens der Auslöser von Durchschlafstörungen. Dagegen hilft manchmal ein simpler Trick: Sobald Sie merken, dass das Gedankenkarussell sich zu drehen beginnt, sagen Sie entschlossen: Stopp! So unterbrechen Sie den Gedankenstrom. Das Karussell macht eine Pause, die manchmal schon reicht, um wieder einzuschlafen.
- Wenn Sie nachts aufwachen und nicht wieder einschlafen können, hilft manchmal ein Schluck Milch oder ein Stück Käse. In diesen Lebensmitteln ist ein Eiweiß enthalten, dass als Einschlafhilfe bisweilen gute Dienste leistet (s.u. »Milch macht's«).

Einschlaf-Stress

- Bereiten Sie sich keinen Einschlaf-Stress: Wer alle fünf Minuten auf den Wecker schaut und sich kräftig über die eigene Schlaflosigkeit ärgert, wird kaum entspannt in die Federn sinken. Wenn Sie nicht einschlafen können, stehen Sie nach 20 Minuten eben wieder auf. Lesen Sie, bis Ihnen buchstäblich die Augen zufallen.

Entspannung

- Reduzieren Sie abends die Drehzahl: Nach hektischer Arbeit kann niemand sofort einschlafen. Entspannen Sie sich zum Beispiel bei Musik oder mit einem Buch.

Entspannungstechniken

- Wenn Stress und Anspannung des Tages die Nachtruhe rauben, helfen Entspannungstechniken, zum Beispiel autogenes Training oder Yoga. Shiatsu, die Kunst der Akupressur, bietet als Einschlafhilfe die folgende Übung: Drücken Sie etwa eine halbe Minute lang auf die Innen-

Der Einfluss der Nachtruhe auf das körperliche und seelische Gleichgewicht sollte in keinem Fall unterschätzt werden.

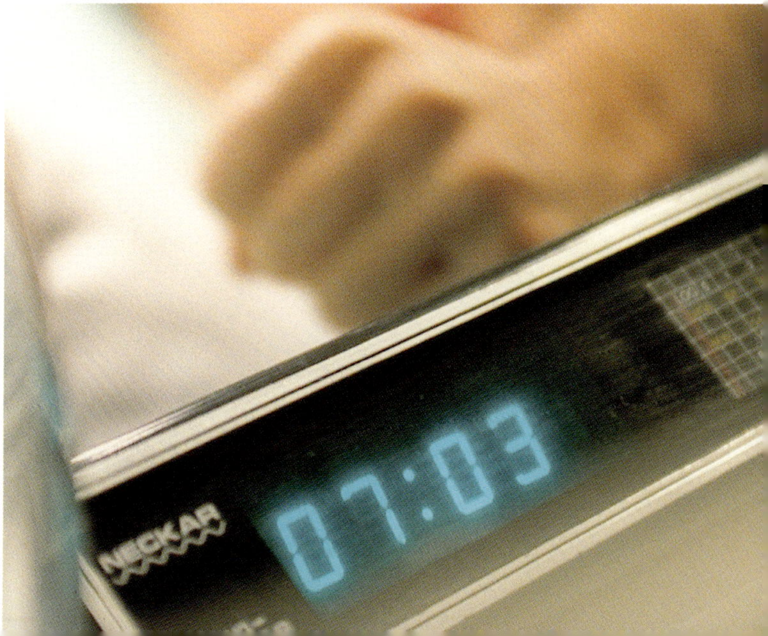

seite Ihres Unterarms, direkt an der Handwurzel, und/oder auf den Punkt in der Mitte des Fußballens.

Frische Luft

- Frische Luft fördert den tiefen Schlaf. Deshalb gut durchlüften und nachts die Heizung ausschalten.

Kaffee und Tee

- Kaffee und Tee halten rund sechs Stunden wach. Gegen 16 Uhr sollte deshalb das letzte anregende Getränk des Tages getrunken werden.

Kalte Füße

- Kalte Füße stören das Einschlafen: Eine Wärmflasche hilft.

Lavendel

- Lavendelduft ist eine gute Schlafhilfe. Getrocknete Blüten in einem Beutel neben dem Kopfkissen oder einige Tropfen Lavendelöl (Apotheke) auf das Kopfkissen geträufelt verbreiten ein wohliges Schlafaroma.

Licht

- Die innere Uhr steuert den Schlaf-Wach-Rhythmus. Sorgen Sie deshalb dafür, dass in Ihrem Schlafzimmer zur Bettzeit kein störendes Licht einfällt.

Matratze

- Wie man sich bettet so schläft man. Ist Ihre Matratze bequem und rückenfreundlich, oder hat sie schon Jahrzehnte gedient? Eine neue Matzratze bringt oft besseren Schlaf. Lassen Sie sich gut beraten.

Medikamente

- Einige Medikamente vermögen die Nachtruhe zu stören: zum Beispiel Appetitzügler, blutdrucksenkende Präparate oder Hustenmittel. Ihr Arzt kann eventuell ein anderes Präparat empfehlen.

Der Fernseher ist wirklich nicht die ideale Einschlafhilfe. Versuchen Sie es lieber mal mit einem Buch.

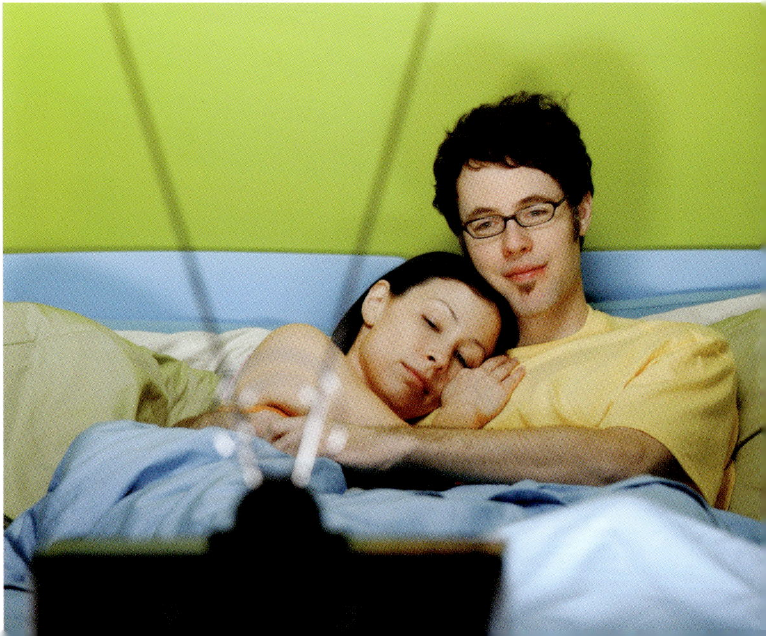

Milch macht's

- Milch macht müde: Sie enthält den Eiweißbaustein L-Tryptophan. Eine Extra-Portion davon kann die Entspannung fördern.

Mittagsschlaf

- Der Mittagsschlaf ist zwar erholsam, aber für Menschen mit Schlafstörungen nicht zu empfehlen. Bewahren Sie sich die Bettschwere bis zum Abend auf.

Notizzettel

- Lassen Sie die Probleme des kommenden Tages in der Nacht nicht zur Ruhe kommen? Notieren Sie Termine und Probleme auf einem Notizzettel. So manches Ärgernis verliert seine Bedrohlichkeit, wenn man es aufschreibt.

Sauna

- Saunabäder am Abend machen müde. Am besten wirken sie ein bis zwei Stunden vor dem Schlafengehen.

Schlaflänge

- Brauchen Sie wirklich acht Stunden Schlaf pro Nacht? Bei Einschlafproblemen sollten Sie Ihren »Schlafdruck« erhöhen, indem Sie einfach etwas später ins Bett gehen. Und wenn Sie morgens zu früh wach werden und nicht mehr einschlafen können, quälen Sie sich nicht mit einem erneuten Einschlafversuch, stehen Sie stattdessen auf und freuen Sie sich über die gewonnene Zeit für eine ausgiebige Dusche und ein verlängertes Frühstück.

Schlafprotokoll

- Wenn Sie sich Ihre Schlafprobleme nicht erklären können, bietet vielleicht ein Schlafprotokoll die Lösung: Notieren Sie, wann Sie eingeschlafen, wie oft Sie aufgewacht, wann Sie aufgestanden sind. Notieren Sie auch, was Sie am Tage zuvor gemacht oder erlebt haben. Solch eine Gegenüberstellung offenbart möglicherweise, was Ihren Schlaf stört.

Schlaftemperatur

- Die ideale Schlaftemperatur liegt zwischen 14 und 16 Grad.

Sex und Kuscheln

- Eine wirksame Einschlafhilfe stellen auch Sex und Kuscheln dar. Allerdings ist das Kuschelbedürfnis als Einschlafhilfe unterschiedlich. Den ein oder anderen stört beim Einschlafen auch der Körperkontakt.

Sport

- Sportliche Bewegung bringt angenehme Bettschwere: Um das Schlafbedürfnis zu verstärken, sollte man dreimal pro Woche Sport treiben. Für eine 1997 durchgeführte Studie der Stanford Universität in den USA hatten 43 Männer und Frauen zwölf Wochen lang Ausdauer und Kraft trainiert. Alle Teilnehmer berichteten anschließend, schneller einzuschlafen und weniger häufig in der Nacht aufzuwachen. Allerdings sollten Sie bei Einschlafstörungen Ihren

Sport vor 17.00 Uhr ausüben, da der Körper auch noch Stunden nach der sportlichen Übung einen erhöhten Adrenalin-Spiegel aufweisen kann, was das Einschlafen erschwert.

Tagesablauf

- Gewöhnen Sie sich einen festen Tagesablauf an: regelmäßige Essenszeiten, Einschlafen und Aufstehen in einem immer wiederkehrenden Rhythmus.

Vollbad

- Ein warmes Vollbad am Abend entspannt wundervoll. Dies sollte allerdings nicht zu heiß sein und maximal 20 Minuten dauern, sonst wird der Kreislauf eher noch zusätzlich angeregt.

Wetterwechsel

- Zum einen reagiert unser Organismus auf einen Wetterwechsel sehr leicht mit Müdigkeit, so dass manch einer gerne ein Mittagsschläfchen hält. Andererseits reagieren viele Menschen auf das atmosphärische Wettergeschehen mit Einschlafstörungen, oder sie wachen nach kurzer Zeit wieder auf, um sich dann stundenlang im Bett hin- und her zu wälzen. Kein Grund zur Panik: Nach dem Wetterwechsel schläft man wieder normal.

SCHLAFMITTEL

Nicht in allen Fällen lassen sich Schlafstörungen mit den oben genannten Mitteln aus der Trickkiste behandeln. Zwar sollte eine sinnvolle Therapie immer bei den eigentlichen Ursachen des Problems ansetzen (s.o.), bei jedem dritten Patienten einer Hausarztpraxis führt die hohe Schule der Schlafkunst jedoch nicht zu der herbeigesehnten Nachtruhe. Am Ende bleibt dem Arzt häufig kein anderer Ausweg, als dem erschöpften Schlaflosen ein Medikament zu verordnen, das der zermürbenden nächtlichen Wühlerei in den Kissen endlich ein Ende bereitet.

Die (Sucht-)Risiken

Einige Medikamente bringen den gewohnten Ablauf der einzelnen Schlafphasen durcheinander. Die für den körperlichen und seelischen Ausgleich so wichtigen Traumphasen fehlen dann zum Teil völlig. Der Schlaf ähnelt mehr einer Vollnarkose als einem Erholungsurlaub für Seele und Körper. Der Organismus verlernt zudem, den Schlaf aus eigenem Antrieb herbeizuführen, und verlässt sich mit der Zeit ganz auf die Schlafmittel. Die Verantwortung für den Schlaf übernimmt so einzig und allein das eingenommene Medikament. Auf diese Weise entsteht leicht die oft von Patienten wie Ärzten unterschätzte Abhängigkeit von einem Schlafmedikament. Da diese Medikamente zwar meist den ersehnten Schlaf bringen, nicht aber die Ursachen der Schlaflosigkeit bekämpfen, entwickelt sich die Gewöhnung an das anfangs so hilfreiche Medikament oft unbemerkt. Auf Schlafmittel sollte man deshalb nur in dringenden Ausnahmefällen zurückgreifen und sie unter keinen Umständen länger als zwei Wochen einnehmen. Danach gilt es, einer weiterhin bestehenden Schlaflosigkeit mithilfe von spezialisierten Ärzten, zum Beispiel Neurologen, auf den Grund zu

PROBLEM SCHLAF-APNOE

Verengt sich beim Schnarchen der Rachen so sehr, dass gar keine Luft mehr in die Lungen strömt, ist Vorsicht geboten: Der Atem bleibt für einige Sekunden stehen, bis der Betroffene kurz aufwacht, nach Luft schnappt und weiterschläft. Das kann bis zu 500 Mal pro Nacht passieren! Am nächsten Tag leiden die Betroffenen deshalb oft unter Müdigkeit. Dieses Phänomen nennt man Schlaf-Apnoe.

- Wenn Sie von Ihrem eigenen Schnarchen wach werden bzw. sich ständig müde, unkonzentriert und antriebsarm fühlen, könnte das auf eine ernsthafte Schlafstörung wie die Schlaf-Apnoe hinweisen.
- Ein anderes Symptom, das der Partner feststellen kann, ist ein sehr starkes und unregelmäßiges Schnarchen mit Atempausen von mindestens zehn Sekunden. Bei solchen Symptomen sollten Sie Ihren Arzt aufsuchen. Dieser wird Sie gegebenenfalls auch in einem Schlaflabor untersuchen lassen. Dort wird der Schlaf mit verschiedenen Methoden überwacht und geprüft, ob während des Schlafes behandlungsbedürftige Atempausen auftreten. Durch die Auswertung der Aufzeichnungen kann bestimmt werden, ob eine Therapie notwendig ist.
- Wenn Abspecken und Alkoholabstinenz nicht wirken, besteht die gebräuchliche Therapie im nächtlichen Tragen einer Überdruckmaske, die verhindert, dass die weichen Rachenwände sich aneinander legen und die Atemwege blockieren. Lästig, zugegeben, doch geben 90 Prozent therapierter Apnoiker an, endlich wieder richtig gut und richtig tief schlafen zu können und zudem auch die quälende Tagesmüdigkeit verloren zu haben.

gehen. Dieser Schritt ermöglicht dann, die Schlafstörungen mit anderen Therapieformen, zum Beispiel Entspannungsübungen, erfolgreich zu behandeln. Gegebenenfalls sollte man sogar den Arzt wechseln, wenn er im Verschreiben von Schlafmitteln den einzigen Ausweg sieht.

Ein Kompromiss

Einen Kompromiss für Menschen mit Schlafproblemen stellen die pflanzlichen Schlafmittel dar. Sie besitzen ebenfalls eine beruhigende und damit schlafbahnende Wirkung. Bei Überdosierungen verursachen sie allerdings außer einer Magenverstimmung meistens keine weiteren Probleme, und auch körperliche Abhängigkeiten treten nicht auf. Der Nachteil: Sie wirken nicht bei jedem Menschen gleich, und auch der Effekt setzt nicht so schnell und zuverlässig ein wie bei den Benzodiazepinen. So kann zum Beispiel Baldrian eine wirksame Alternative sein. Ein deutlicher Behandlungserfolg zeigt sich allerdings erst nach zwei bis vier Wochen.
Hopfen, Melisse, Johanniskraut oder Passionsfrucht helfen ebenfalls bei Schlafproblemen. Man sollte jedoch auch diese »leichten« Schlafmittel nur vorübergehend einnehmen.

Der Hang-over-Effekt

Grundsätzlich unterscheiden Mediziner schlaferzwingende und schlafbahnende Substanzen. Die schlaferzwingenden Medikamente, zu denen die so genannten Barbiturate gehören, verschreiben verantwortungsbewusste Ärzte mittlerweile nur noch in Ausnahmefällen – zu gravierend sind die Nebenwirkungen dieser Substanzgruppe: Sie führen schnell zu körperlicher Abhängigkeit und sind im Zusammenhang mit Alkohol Garant für ernsthafte Zwischenfälle.
Zu den schlafbahnenden Substanzen gehören die Benzodiazepine, von denen das bekannteste Mittel den Handelsnamen Valium trägt. Sie haben zwar eine beruhigende und angstlösende Wirkung, machen aber ebenfalls abhängig. Zudem gibt es bei den Benzodiazepinen verschiedene Stärken, die in nicht seltenen Fällen zu dem gefährlichen »Hang-over« – übersetzt »Überhang« – führen können. Das Schlafmittel wirkt noch weit in den Tag hinein und verursacht Benommenheit, vermindert Konzentration und Reaktionsfähigkeit. Am Arbeitsplatz erhöht sich so die Unfallgefahr um ein Vielfaches.
Seit Ende der 1980er Jahre ist allerdings eine neue Generation von Schlafmitteln auf dem Markt. Die so genannten Non-Benzodiazepine haben deutlich weniger Nebenwirkungen als die klassischen Benzodiazepine und werden zudem im Blut schneller abgebaut. Dadurch entfällt der »Überhang«, und man fühlt sich am nächsten Morgen fit. Diese modernen Schlafmittel enthalten als Wirkstoffe z.B. Zaleplon, Zolpidem und Zopiclon. Natürlich dürfen auch diese Mittel nur über einen begrenzten Zeitraum hinweg eingenommen werden und die Einnahme sollte zudem mit Ihrem Arzt abgestimmt werden. Im Zweifelsfall also besser ohne Medikamente!

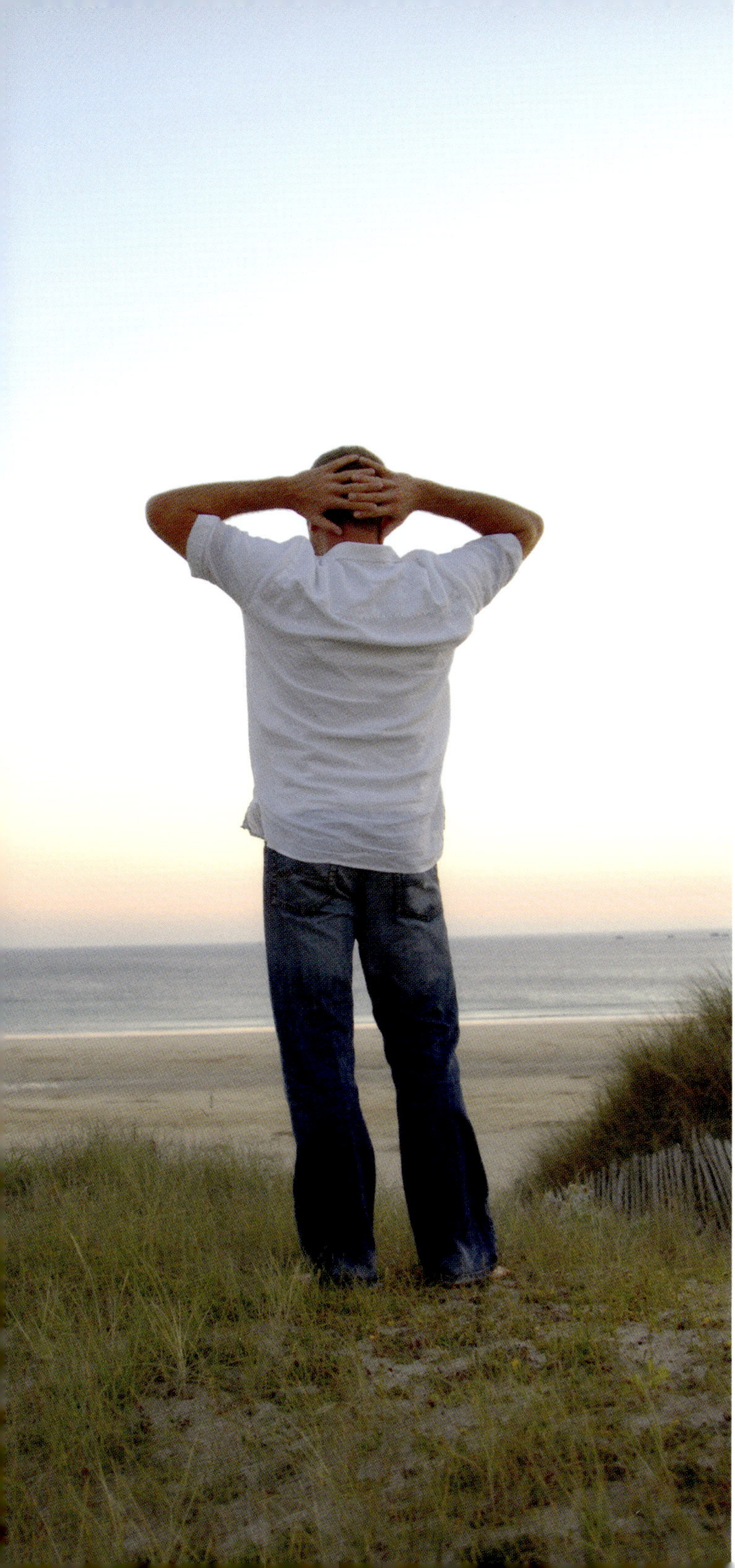

BLEIB COOL, MANN!

WARUM MANN OHNE AGGRESSIONEN UND
STRESS GESÜNDER LEBT

Frauen können nicht einparken ...

Kennen Sie dieses ohnmächtige Gefühl, dass außer Ihnen sonst kein Mensch vernünftig Auto fahren kann? »Die blöde Kuh da vorne« sowieso schon mal gar nicht. »Zu doof zum Einparken! Blockiert nur den Verkehr. Und ich komm zu spät!« Wohin auch immer. Und der Opa da vor Ihnen? Kriecht im Rollstuhltempo durch die Straße. »Der dämliche Hund sollte seinen Führerschein abgeben! Was glaubt der eigentlich, wer er ist. Aber so ist das in Deutschland: Der Langsamste bestimmt das Tempo. Überall!« Man regt sich schon mal auf im Straßenverkehr. Als Mann.

... und Ihr Chef ist der absolute Idiot!

Oder kennen Sie dieses über Wochen anhaltende und beklemmende Gefühl, wenn im Büro das Telefon klingelt und der Puls sofort zu rasen beginnt, weil man Angst davor hat, dass wieder einmal der Chef am anderen Ende nach einem verlangt? Und zwar sofort! Und dann gehen Sie abends nach Hause, schließen die Tür auf und brüllen Ihre Frau an: »Ich war heute schon wieder beim Chef! Du weißt doch: Ich kümmere mich doch schon um X und Y und Z. Und jetzt hör gut zu! Stell dir vor, was der Idiot zu mir heute gesagt hat: Ich soll mich jetzt auch noch um A und B kümmern! Das muss man sich mal vorstellen!«

»Morgen bring ich meinen Chef um!« Sie werden ihn aber nicht umbringen. Nicht morgen und auch nicht übermorgen.

Stress und Aggressionen lassen sich gut durch Sport kompensieren.

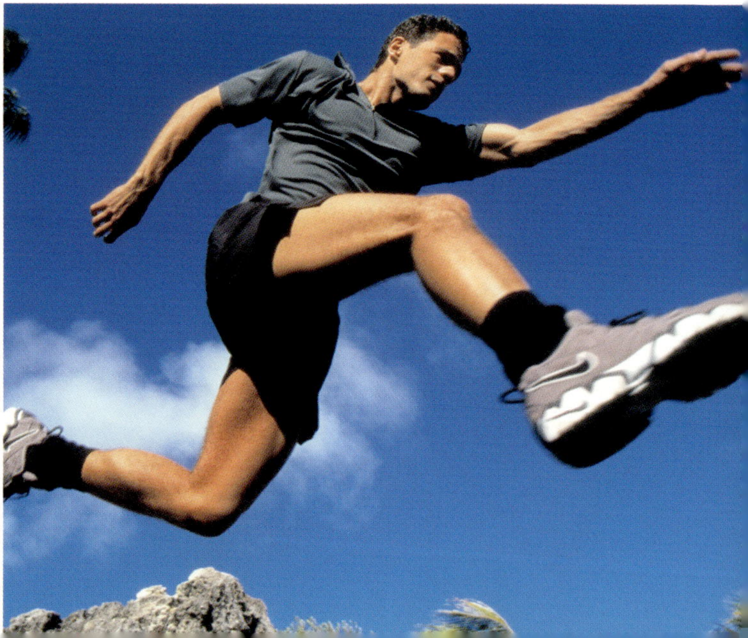

Und bevor Ihre Frau irgendetwas erwidern kann, schreien Sie: »Den bring ich um. Morgen geh ich hin und bring ihn um!« Sie werden ihn aber nicht umbringen. Nicht morgen und nicht übermorgen. Sie werden morgen nach Hause kommen und außer X, Y, Z, A und B auch noch C am Hals haben. Und Sie werden sich ganz furchtbar darüber aufregen, dass im Wohnraum immer noch das Spielzeug der Kinder rumliegt, und Ihre Frau fragen, ob man in diesem verdammten Haushalt eigentlich alles selber machen muss.

Kennen Sie das? Millionen Männer kennen das. So oder ähnlich. Millionen Männer glauben auch, das sei nur selten und nur sporadisch bei ihnen so. Glauben Sie das auch? Dann fragen Sie mal Ihre Frau. Oder besser noch: Bitten Sie Ihre Frau oder Freundin doch einmal, über eine Woche hinweg auf jedes Anzeichen von Feindseligkeit und Aggression Ihrerseits mit einem kurzen Pfeifen oder Handzeichen aufmerksam zu machen. Wenn Sie nach ein paar Tagen das Gefühl haben, Ihre Ehe nur noch mit einem Paketband oder Handschellen retten zu können, dann haben Sie ein Problem.

Aggressionen sind so gesundheitsschädigend wie Nikotin, überhöhte Cholesterinwerte und Bluthochdruck zusammen!

Ihr dauerhaft aggressives Verhalten und Ihre permanente Feindseligkeit sind nämlich ein Zeichen von Stress. Und zwar von negativem Dauerstress. Und gegen den sollten Sie dringend etwas unternehmen. Denn Stress und Aggression machen auf Dauer körperlich und psychisch krank. Wissenschaftler des Miriam Hospital in Rhode Island/USA haben in einer Studie nachgewiesen, dass vor allem Aggression als Gesundheitskiller mindestens genauso ernst zu nehmen ist wie Nikotin, überhöhte Cholesterinwerte und Bluthochdruck zusammen! Und das alles hat nachvollziehbare physiologische Gründe, die sich aus den biologischen Vorgängen in einem unter Stress stehenden Körper ergeben.

WAS IST STRESS?

Stress ist zunächst einmal eine ganz natürliche Reaktion des Körpers auf erhöhte Belastungen. Stress ist in seiner entwicklungsgeschichtlich begründeten Urform für den Menschen sogar eine überlebensnotwendige Einrichtung: Er befähigt den Menschen, auf eine Gefahrensituation schnell und kraftvoll zu reagieren. Der Auslöser von Stress, der so genannte Stressor, kann sowohl physischer wie auch psychischer Natur sein.

Ob Mammut, Banküberfall oder Ärger im Büro – die Stresssymptome sind immer die gleichen.

Ob der urzeitliche Mensch auf der gefährlichen Jagd nach einem Mammut zu einer körperlichen Höchstleistung herausgefordert wurde, ob Ihr Chef die Tür aufreißt und Ihnen Vorhaltungen macht oder ob Sie wegen der erneut ausgeschlagenen Gehaltserhöhung einen Banküberfall begehen – der menschliche Körper reagiert in diesen stressbedingten so genannten Alarmphasen immer gleich: Stress führt über Signale des Hypothalamus (ein Integrationszentrum im Gehirn für hormonelle Funktionen) an das zentrale Nervensystem zur Ausschüttung von Stresshormonen (Adrenalin, Cortisol, Noradrenalin). Das wiederum hat eine beschleunigte Atmung zur Folge, auch das Herz schlägt schneller, der Blutdruck steigt auf Werte von 160/90 oder 190/110 (normal 120/80). Im Stoffwechsel werden sämtliche Energiespeicher schlagartig aktiviert, der Blutzuckerspiegel steigt, das heißt, die Muskeln werden mit mehr Sauerstoff und Glukose versorgt. Es kommt zu einer Weitung der Pupillen, zu starkem Schwitzen. Das Gehirn wird zu extremer Wachheit aktiviert, man sieht blitzschnell alles deutlicher, die Wasserausscheidung, Verdauungsprozesse und die Immunabwehr werden gehemmt. Man steht in einem Zustand höchster Anspannung der Gefahr gegenüber. Mit anderen Worten: Man ist bereit, entweder zu kämpfen oder zu fliehen. Der Körper ist für beide Reaktionen gerüstet.
Ist die Gefahr vorüber, werden in einer zweiten, verzögerten Phase Anpassungs- und Hemmungsreaktionen eingeleitet. Im Körper wird die erste Stressphase peu à peu wieder zurückgefahren. In dieser auch als »Widerstandsphase« bezeichneten Reaktion werden die Stresshormone wieder abgebaut, der Körper entspannt und erholt sich, bis alle Systeme wieder auf normalem Betriebsniveau laufen.

Hektik, Ruhelosigkeit, übersteigerter Leistungsanspruch und Konkurrenzdenken im Privaten wie im Beruf führen zu einer Dauerbelastung des Körpers, die langfristig krank macht.

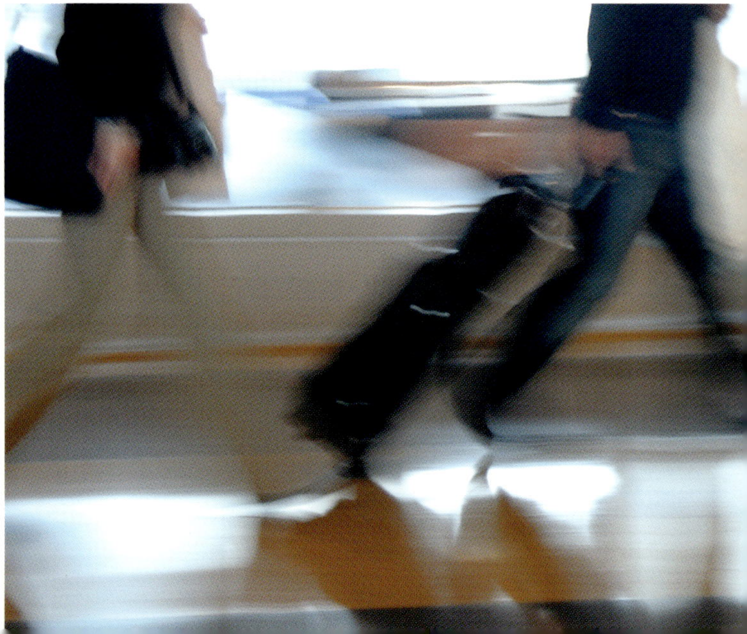

Eu-Stress

Ein gewisses Maß an Stress gehört zum Leben dazu. Die Stressreaktionen sind sogar erwünscht, sie ermöglichen es uns, in entscheidenden Situationen körperlich und geistig leistungsfähig zu bleiben. Dieser nützliche, alltägliche Stress wird auch Eu-Stress genannt (griech. eu = gut). Stress in diesem Sinne verstanden heißt, auf unerwartete Lebensbedingungen so zu reagieren, dass der Organismus Zeit hat, sich anzupassen. Ein Leben ohne Stress ist nicht möglich, weil alles »irgendwie« Stress auf uns ausübt. Eu-Stress ist eine Stressform, die auch entsteht, wenn man sich beispielsweise auf etwas besonders freut oder wenn man einer besonders befriedigenden Tätigkeit wie einer spannenden Sportveranstaltung entgegenfiebert oder ihr beiwohnt. Eu-Stress, also das gewisse Kribbeln, das entscheidende Quäntchen Spannung, macht das Leben erst lebenswert. Allerdings können die als Eu-Stress empfundenen Situationen individuell sehr verschieden sein.

Dys-Stress

Was hingegen gefährlich ist, weil es auf Dauer krank macht, ist der so genannte Dys-Stress (griech. dys = Fehl-, schlecht). Unter dieser Stressform versteht man eine dauerhafte Belastung, die den Körper in einen permanenten Stresszustand versetzt. Die Stressreaktionen können nicht mehr ausreichend ausgelebt oder kompensiert werden, das innere Gleichgewicht stellt sich nicht wieder ein. Das heißt, die physischen und psychischen Belastungen lassen nicht nach, die Entspannungs- und Erholungsphasen sind zu kurz oder so gut wie gar nicht vorhanden, der Körper befindet sich quasi in einer dauerhaften Alarmphase.

Natürlich werden die Stressoren, also die Auslöser von Stress, individuell unterschiedlich empfunden und verarbeitet. Dies hängt von der momentanen gesundheitlichen und seelischen Verfassung ab, auch von der individuellen Belastungsgrenze. Stress entsteht ja oft erst in unserem

SYMPTOME VON STRESS

- Ausschüttung von Stresshormonen (Adrenalin, Cortisol, Noradrenalin)
- Kribbeln im Bauch
- beschleunigte Atmung
- das Herz schlägt schneller
- der Blutdruck steigt auf Werte von 160/90 oder 190/110 (normal 120/80)
- der Blutzuckerspiegel steigt
- Weitung der Pupillen
- starkes Schwitzen
- Wasserausscheidung wird gehemmt
- Zustand höchster Anspannung

Kopf. Dementsprechend wird er subjektiv sehr unterschiedlich empfunden: Manche bewältigen zehn von zwölf Aufgaben im Büro gleichzeitig, geraten aber durch eine simple Reklamation völlig aus dem Konzept. Andere erledigen am Tag spielend 30, 40 Kundenkontakte, geraten aber durch die unverhofft gestellte Bitte, eine durchdachte Konzeption vorzulegen, völlig unter Stress.
Übrigens: Nicht nur negative Ereignisse können Dys-Stress verursachen. Auch positive Ereignisse, die plötzlich und massiv auftreten oder beträchtliche Belastungen mit sich bringen (wie beispielsweise die Vorbereitung der eigenen Heirat), können ein erhebliches Stresspotenzial beinhalten.
Stressforscher haben die wichtigsten stressauslösenden Faktoren zusammengestellt und zur Orientierung, wie hoch das persönliche Stressniveau ist, mit Stresspunkten von 10 bis 100 bewertet (siehe Kasten unten). Zu diesen Faktoren zählen neben so genannten »kritischen Lebensereignissen« wie dem Tod eines Angehörigen auch so genannte »daily hassles«, kleine Ärgernisse des Alltags, die gerade aufgrund ihrer Häufung ins Gewicht fallen.
Dennoch: Es gibt – nicht zuletzt resultierend aus dem nach wie vor herrschenden traditionellen Rollenverständnis des Mannes – typische, vor allem den Mann betreffende Stressoren, die bei Millionen von Betroffenen zu einem Dys-Stress führen, der sogar pathologische Auswirkungen haben kann.

Typisch männliche Stressoren

Der Erfolg eines Mannes wird in den westlichen Gesellschaften nach wie vor – Ausnahmen bestätigen die Regel – vor allem an Karriere, Geld und Macht gemessen. Männliche Erfolgsstrategien zeichnen sich durch traditionelle Verhaltensmuster aus: Kampf, Eroberung, Wettbewerb, Verdrängung und nicht zuletzt auch Gewalt.
Neben diesen Verhaltensmustern unterliegt die Entwicklung des Mannes aber zu gleichen Teilen auch den Einflüssen seiner Umwelt, also seinem sozialen Milieu. Seine individuelle Entwick-

Stressauslösende Faktoren:	**Punkte**
■ Tod des Ehepartners	60-100
■ Scheidung	
■ Tod eines Verwandten	
■ Verletzung oder Krankheiten	30-60
■ Verlust des Arbeitsplatzes	
■ anhaltender Ehestreit	
■ Umstrukturierungen am Arbeitsplatz	
■ Kredite	
■ Pensionierung	
■ anhaltender Termindruck	
■ anhaltende Versagensängste	
■ anhaltende Lärmbelästigung	
■ Wechsel des Wohnorts	10-30
■ kleinere Kredite	
■ Familienstreit	
■ hin und wieder Ärger mit dem Chef	

lung hängt demnach auch wesentlich von Faktoren wie Familie, Schule und Gesellschaft ab. Wenn das Leben ihm gestattet, auf dem Weg zur Selbstfindung solche Eigenschaften wie Wettbewerbsverhalten, Aktivität, körperliche Kraft bis hin zu mäßiger Aggressivität in Konstruktivität, Kreativität und Zuneigung umzusetzen, so entwickelt sich im Idealfall ein ausgeglichener und selbstzufriedener, in sich ruhender Mensch, den so schnell nichts aus der Ruhe bringen kann.
Sind Männer aber allein und maßgeblich von Erfolgserlebnissen und Kontrollmöglichkeiten in den klassisch männlichen Kategorien Macht, Karriere und Geld abhängig, laufen sie permanent Gefahr, am eigenen Anspruch zu scheitern. Sie sind damit tagtäglich negativem Stress ausgesetzt. Denn die erhofften und begehrten Erfolgserlebnisse sind in zivilen Gesellschaften nun einmal begrenzt: Fehlende Arbeitsplatzsicherheit, mangelnde berufliche Aufstiegschancen, Einkommensverluste und erzwungene Arbeitsplatzwechsel schränken die Möglichkeiten, befriedigende Erfolgs- und Belohnungserfahrungen zu machen, ein. Denn auch Vorgesetzte denken und handeln in Kategorien wie Kampf, Wettbewerb und Gewalt.
Mit anderen Worten: Der Zivilisationsprozess moderner Gesellschaften, die zunehmende Regelungsdichte und Disziplinierung im Alltagsleben durch Hierarchien wirken sich begrenzend auf das Ausleben spontaner Impulse und Eigeninitiative aus. Die Reaktionen auf diese Arbeits- und Lebensumstände sind in vielen Fällen Auslöser von dauerhaftem und krank machendem Dys-Stress. Das betrifft vor allem Männer, die auf der Karriereleiter auf der mittleren bis höheren Wettbewerbsstufe angelangt sind und oftmals kurz vor dem nächsthöheren Ziel stehen.
Vielen Männern mangelt es zudem auch am Blick für die wirklich wichtigen Dinge im Leben: Zeit, Kompetenz, Geduld, Liebe und das Gefühl für den eigenen gesunden Körper. Und das, obwohl man aus vielen Männerbiografien weiß und persönlich erfahren hat, dass weder Geld noch Macht oder Karriere zwangsläufig Garanten für ein glückliches und zufriedenes Leben sind. Die Kehrseiten mancher dieser männlichen Erfolgsstorys sind häufig ein kompensatorisches Suchtverhalten (Alkohol, Nikotin), eine emotionale Verarmung, der Verlust von Freund- und Partnerschaften sowie aggressives und feindseliges Verhalten gegenüber Mitmenschen – ein im Grunde durch und durch trauriges Leben. Dys-Stress resultiert für Männer also häufig aus einem falschen männlichen Rollenverständnis.
Das allein sind schon genug Gründe, vorsichtig zu sein und sich selbst, seine Ansprüche und sein Rollenverständnis immer wieder neu zu überdenken. Und das nicht allein, weil negativer Stress eine psychische Belastung darstellt, die sich zu einer handfesten Depression auswachsen kann. Dys-Stress macht auch körperlich krank.

Dys-Stress macht krank

Dass ein permanenter physischer Alarmzustand und kaum noch vorhandene Erholungsphasen zu einer körperlichen Überbelastung führen und irgendwann krankhafte Folgen haben, dürfte nachvollziehbar sein. Die bekanntesten und häufigsten durch Dys-Stress ausgelösten Krankheiten sind:

- schmerzhafte Muskelverspannungen (vor allem im Schulter- und Nackenbereich)
- Kopfschmerzen
- Bluthochdruck (s. S. 12f), Herzinfarkt (s. S. 12), Schlaganfall
- Gefäßverengung mit Sauerstoffunterversorgung der versorgten Organe
- Verdauungsstörungen
- Lippenherpes
- Magengeschwüre, oft in Kombination mit einer Besiedlung durch Bakterien (Helicobacter pylori)
- Störung der vom Zwischenhirn auf die Hirnanhangdrüse übertragenen Stimulation des Hodens, als Folge Bildung von weniger Testosteron und ein Nachlassen der Potenz.

Es gibt also eine Menge guter Gründe, negativen Stress ernst zu nehmen und etwas dagegen zu unternehmen. Denn wer unter dauerhaftem Dys-Stress leidet, läuft Gefahr, ernsthaft zu erkranken. Und jeder, der einmal über einen längeren Zeitraum unter Stress gelitten hat, wird auch intuitiv spüren und wissen, dass eine dauerhafte Fortsetzung dieses Zustands der Gesundheit nicht förderlich sein kann.

AUSLÖSER FÜR TYPISCH MÄNNLICHEN DYS-STRESS

Zu den Stressfaktoren für Dys-Stress, unter denen vor allem Männer immer wieder leiden, zählt man vor allem folgende Verhaltensmuster und Lebensumstände:

- mangelnde Bereitschaft zum Delegieren von eigenen Aufgaben gekoppelt mit dem Zwang, alles selbst erledigen zu müssen
- Angst vor potenziellen Mitkonkurrenten, die einem alles bisher Erreichte streitig machen wollen. Diese Angst kann das Ausmaß einer Wahnvorstellung einnehmen.
- Angst vor dem eigenen Versagen
- Angst davor, den Anforderungen nicht zu genügen
- Neidgefühle
- Überlastung durch unerledigte und zu viel Arbeit
- permanent abgehetzt sein
- Zukunftsängste, beruflich wie finanziell
- übertriebener Ehrgeiz
- und immer wieder: keine Zeit für sich selbst, für Familie oder Freunde zu finden

STRATEGIEN ZUR STRESSBEWÄLTIGUNG

Gegen Stress kann man aber einiges tun. Es gibt einfache Sofortmaßnahmen, mit deren Hilfe man beispielsweise akuten Stress in den Griff bekommt. Auch langfristige Entspannungsstrategien (autogenes Training, Meditation, Qigong oder Yoga) können der Stressbewältigung dienen. Hilft dies alles nichts und liegen die Ursachen für anhaltenden Stress eher in den beruflichen und privaten Rahmenbedingungen, wird man nicht umhinkommen, sich grundsätzlich über diese Rahmenbedingungen seines Lebens Gedanken zu machen.
Vielleicht sollten Sie Ihre Ansprüche, Ihre Lebensziele, Ihre Vorstellung von Glück und Ihr Rollenverständnis einmal einer grundsätzlichen Prüfung unterziehen. Auch hierzu erhalten sie im Folgenden einige Anregungen.

Entspannung

Grundsätzlich gilt: Entspannung, also das Umschalten von Aktivität auf Erholung, kann man auf zweierlei Art und Weise erzielen: körperlich (zum Beispiel durch Muskel- oder Atemübungen) und mental (Konzentrationsübungen, autogenes Training etc.). In einem entspannten Körper geschieht das genaue Gegenteil von dem, was sich in einem gestressten Körper abspielt: Blutdruck und Atemfrequenz sinken, die Gefäße weiten sich, der Puls verlangsamt sich, das vegetative Nervensystem beruhigt sich und die Konzentrationsfähigkeit ebenso wie die Kreativität nehmen wieder zu. Eine solche Entspannung lässt sich bereits mit ganz einfachen Mitteln herstellen: So kann man stressbedingte Verspannungen (körperlich wie geistig) tatsächlich bereits mit einem abendlichen heißen Aromabad lösen.
Wichtig: Um sich tatsächlich entspannen zu können, sollten Sie darüber hinaus über den Tag verteilt Zeitinseln fest einplanen, in denen Sie die ein oder andere Entspannungsübung (siehe folgende Seite) durchführen können. Lassen Sie sich nicht mehr vom Stress überrollen, halten Sie gezielt dagegen!

▶

Gegen akuten Stress hilft vor allem Entspannung, denn kein Mensch kann gleichzeitig gestresst und entspannt sein.

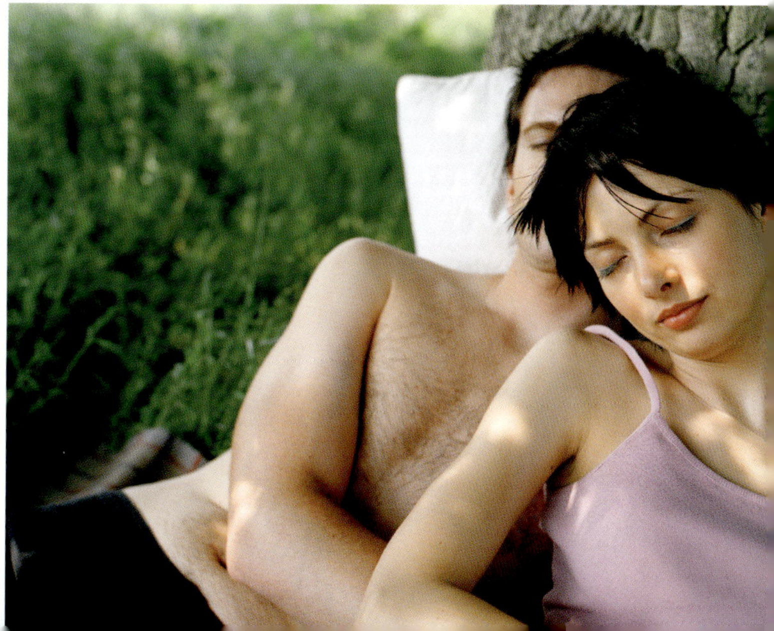

Stress wegatmen

Zur Beruhigung der Nerven, zur Entspannung und zur ausreichenden Versorgung des Gehirns mit Sauerstoff ist die folgende Atemübung bestens geeignet. Unter Stress neigen nämlich viele Menschen dazu, flach und unregelmäßig zu atmen. Versuchen Sie, diese Übung ein- bis zweimal am Tag an Ihrem Arbeitsplatz durchzuführen. Wenn sich das nicht einrichten lässt, sollten Sie sich nach Feierabend zu Hause zehn Minuten Atemtraining gönnen. Lernen Sie mit der folgenden Übung, wieder bewusst und natürlich zu atmen. Manche stressbedingte innere Verspannung lässt sich tatsächlich einfach wegatmen.

Bauchatmung: Setzen oder legen Sie sich bequem hin. Legen Sie Ihre Hände auf den Bauch und atmen Sie tief durch die Nase ein. Lenken Sie dabei die Luft in Richtung Hände. Dabei wölbt sich der Bauch. Atmen Sie ruhig wieder durch Mund oder Nase aus. Wiederholen Sie diesen Vorgang mehrfach.

Brustatmung: Legen Sie anschließend je zwei Finger in die Vertiefung unterhalb des Schlüsselbeins über dem Brustansatz. Holen Sie nun tief Luft durch die Nase und spüren Sie, wie sich die Lungen mit Sauerstoff füllen. Anschließend langsam durch Mund oder Nase wieder ausatmen. Auch diese Übung mehrfach wiederholen.

Vollatmung: Füllen Sie nun zuerst den Bauchraum mit Luft und ziehen Sie anschließend den Atem auch noch bis tief in die Lungenspitzen ein. Dann langsam durch Mund oder Nase wieder ausatmen.

Wiederholen Sie die Übung mehrfach, bis sich Entspannung einstellt.

Progressive Muskelrelaxation

Durch gezieltes Anspannen und abruptes Lösen von vereinzelten Muskelgruppen kann der Körper hervorragend entspannen (progressive Muskelrelaxation). Die Muskeln werden dabei fünf bis zehn Sekunden mit aller Kraft angespannt. Dabei atmen Sie die Luft ein. Dann lösen Sie unter Ausatmen der Luft die angespannten Muskeln abrupt und spüren in einer zweiminütigen Pause das Entspannungsgefühl. Sämtliche Muskelgruppen können auf diese Weise angespannt und wieder gelöst werden. Durch diese Übung sinken Blutdruck und Herzschlag, eine wohltuende Entspannung breitet sich im ganzen Körper aus. Am besten lernt man diese Entspannungstherapie unter Anleitung. Nach ein paar Wochen sollten Sie in der Lage sein, die Übungen allein zu Haus oder am Arbeitsplatz durchzuführen.

Eine Übung, die Sie schon jetzt zwischendurch am Arbeitsplatz durchführen können, ist die folgende: Setzen Sie sich bequem auf einen Stuhl. Legen Sie die Hände locker auf die Oberschenkel. Ballen Sie nun die rechte Hand zur Faust, bis Sie deutlich die angespannten Muskeln spüren, ohne jedoch dabei zu verkrampfen. Halten Sie die Spannung fünf bis zehn Sekunden. Atmen Sie dabei ruhig weiter. Dann öffnen Sie die Faust und lassen den Arm 30 Sekunden ruhig auf dem Oberschenkel liegen. Spüren Sie, wie sich die Entspannung langsam ausbreitet. Wiederholen Sie die Übung abwechselnd mit dem linken und dem rechten Arm.

Meditative und körperliche Entspannungstechniken

Es gibt eine Vielzahl von – vor allem fernöstlichen – Meditations- und Konzentrationstechniken, die dazu dienen, die Harmonie von Geist und Körper zu stärken. Meditation, Yoga, Qigong oder Tai Chi sind erprobte Anti-Stress-Techniken. Auch die Krankenkassen erkennen inzwischen verschiedene Techniken als Präventionsleistung an. Fragen Sie doch einfach Ihren Hausarzt, wer an Ihrem Wohnort Kurse anbietet, oder lassen Sie sich von Ihrer Krankenkasse Informationsmaterial zukommen.

Aikido – Aggressionen kompensieren

Wenn Sie öfters von dem Gedanken beherrscht werden, demnächst alles kurz und klein schlagen zu wollen, dann sind das deutliche Warnsignale. Auch wenn Sie vielleicht nichts von Kampfsport halten: Es gibt eine Variante, die Ihre Aggressivität in Kraft und Ausstrahlung umlenken kann. Aikido ist eine »Kampfsportart«, die keinen Kampf zelebriert (es gibt keine Wettkämpfe), sondern vielmehr dazu erzieht, die Gewalt und Aggressionen angreifender Menschen »aufzufangen«, in Energie umzuwandeln und auf den Angreifer zurückzuführen. Dieser verliert sein Gleichgewicht, fällt oder wird durch das Verhebeln seiner Gelenke am Boden fixiert. Der Angreifer bleibt in jedem Fall unverletzt, wodurch die Gewaltspirale durchbrochen wird.

Freizeitplanung

Räumen Sie in Zukunft Ihrer Freizeit einen höheren Stellenwert ein. Erstellen Sie dazu einen Wochen- und Tagesplan. Beginnen Sie in kleinen Schritten, indem Sie einmal pro Woche nach dem Job eine Stunde nur für sich reservieren. Treiben Sie dann etwas Sport, oder gehen Sie einem anderen Hobby nach. Treffen Sie sich mit Freunden, oder gehen Sie mal wieder ins Kino oder Theater. Sport zu treiben soll aber nicht bedeuten, Ihren Körper in die nächste Stress-Situation zu bringen. Wenn Sie sich nach einem arbeits- und stressreichen Tag nicht danach fühlen, noch eine Stunde zu joggen: Lassen Sie es! Gehen Sie lieber spazieren, atmen Sie tief durch und genießen Sie die Natur.

Lernen Sie, »Nein« zu sagen

Es gibt Opfertypen und Tätertypen. Wenn Sie es sich angewöhnt haben, auf jede zusätzliche Arbeitsbelastung mit Resignation zu reagieren und den daraus resultierenden Druck auf sich zu nehmen, zählen Sie zu den Opfertypen. Sie sind das klassische Opfer eines jeden Vorgesetzten. Ihre Karriereangst oder Ihre Angst, den Job zu verlieren, sind wahrscheinlich der Grund, dass Sie es zulassen, dass man Ihnen immer mehr aufbürdet.

In dieser Situation besteht der einzige Ausweg darin, allen Mut aufzubringen und »Nein« zu sagen. Machen Sie Ihrem Vorgesetzten höflich und mit Bedacht klar, dass Sie die erwünschte Aufgabe zu dem festgesetzten Zeitpunkt erledigen werden, dass aber eine zusätzliche Belastung entweder den Termin oder die Qualität Ihrer Arbeit in Frage stellen wird. Wenn Sie künftig immer wieder in aller Freundlichkeit und selbstbewusst Ihre Interessen vortragen, werden Sie feststellen, dass nicht nur Ihre eigene Entscheidungsfähigkeit zunehmen wird, sondern dass man Sie auch zunehmend ernst nimmt und als echten Partner betrachtet. Ein Versuch ist es jedenfalls wert.

Umdenken

Hinterfragen Sie Ihr Selbstverständnis. Hinterfragen Sie Ihr Rollenverständnis, beruflich wie privat. Bedenken Sie immer wieder, dass weder Geld noch Macht oder Karriere zwangsläufig Garanten für ein glückliches und zufriedenes Leben sind. Setzen Sie eventuell neue Prioritäten. Beherzigen Sie im Sinne Ihrer Gesundheit, dass es neben Wettbewerb, Erfolg, Aktivität und Aggressivität im Beruf zum gesunden Ausgleich Zeit für Hobbys und Kreativität, für die Familie, für Zuneigung und Liebe geben muss.

Männerfreundschaften pflegen

Neueste Untersuchungen zeigen, dass Männer, die einen echten »Männerfreund« haben, dem sie sich mit allen Problemen anvertrauen können, länger leben. Doch leider können immer weniger Männer solche »dicken Freunde« aufweisen. Einer Studie zufolge behaupteten zwar 90 Prozent der befragten Männer, einen Mann als Freund zu haben, aber nur in 38 Prozent aller Fälle würde man sich mit ernsthaften Problemen an diesen wenden. Tiefe Freundschaften werden in der Jugend, während Ausbildung und Studium, geschlossen. Ganz bestimmt lohnt es sich, solche Freundschaften wieder zu aktivieren.

Vereinsleben

Auch wenn es vielfach als spießig verpönt ist, kann die Aktivität in einem Verein Ihr Leben durchaus bereichern – und zwar im Sinne eines stressmindernden Ausgleichs. Gesünder ist es allemal, mit mehreren Gleichgesinnten einem Ball nachzujagen, als daheim allein vor dem Fernseher zu hocken und tatenlos zuzuschauen, wie 22 Profis über die Mattscheibe rennen. Im Verein ist Sport am schönsten, und neben der körperlichen Verausgabung bietet sich auch noch die Möglichkeit, mit anderen Männern ins Gespräch zu kommen, sich auszutauschen – und ganz nebenbei auch Stress abzubauen. Raffen Sie sich auf, machen Sie mit und gehen Sie aus sich heraus. Sie werden die Nähe als positiv empfinden und schon bald spüren, dass es Ihnen besser geht.

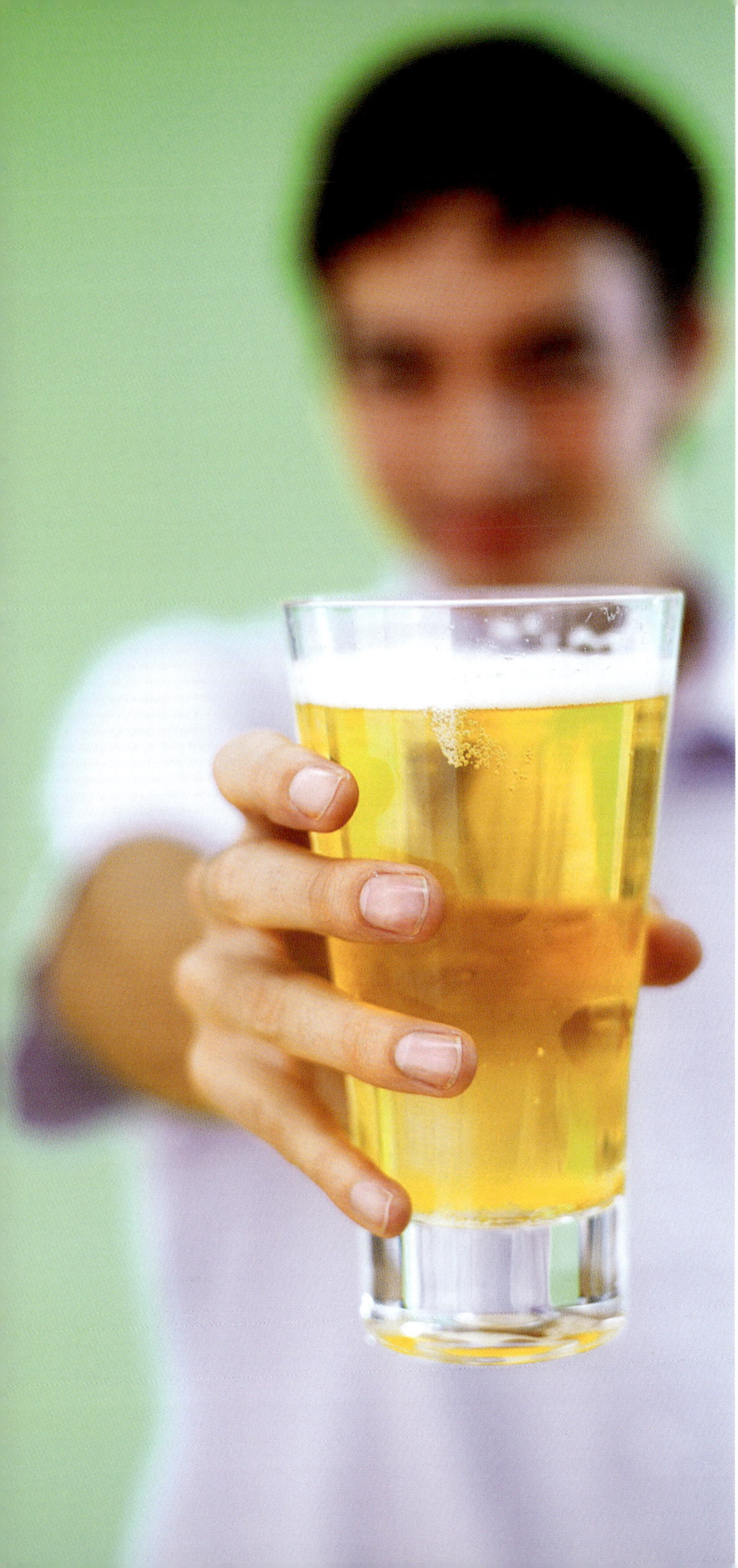

JOHNNY WALKER UND MARLBORO-MANN ADE!

WIE MANN VON ZU VIEL ALKOHOL UND ZIGARETTEN AM BESTEN LOSKOMMT

MACHEN SIE SICH NICHTS VOR!

Sie wissen es! Sie wissen es wie Millionen andere auch. Denn wer sein Dasein nicht als medialer Eremit führt, muss es wissen. Die Spatzen pfeifen es seit Jahrzehnten von den Dächern: Rauchen ist gesundheitsschädlich! Regelmäßiger und vor allem zu hoher Alkoholkonsum ebenfalls. Ob Sucht oder schlechte Gewohnheit, jedes Laster für sich genommen macht krank und verkürzt das Leben. Beide zusammen führen, in Abhängigkeit von den konsumierten Mengen, früher oder später auf mehr oder weniger direktem Weg zu einem Infarkt oder Schlaganfall und somit in die Notaufnahme. Manchmal auch direkt in die Leichenhalle. Ersatzweise sucht man mit einem Lungenkarzinom oder einer Leberzirrhose das nächste Krebszentrum auf. Das sind Aussichten! Und dennoch: Gut die Hälfte aller Erwachsenen raucht! Und gut zehn Millionen Deutsche pflegen einen medizinisch zumindest bedenklichen Umgang mit Alkohol (2,5 Millionen sind gar alkoholabhängig).

> Wer raucht oder Alkohol trinkt, erhöht den Spiegel von Glückshormonen im Gehirn.

Die Gründe, warum jemand raucht oder zu viel Alkohol trinkt, sind vielschichtig und individuell sehr unterschiedlich. Soziale ebenso wie psychische Komponenten, ja sogar genetische Dispositionen spielen von Fall zu Fall unterschiedlich gewichtete Rollen beim persönlichen Trink- und auch Rauchverhalten.

Doch bei all dem sollte man eins nie vergessen: Sowohl Alkohol wie in gewisser Weise auch Nikotin sind süchtig machende Drogen. Punktum! Nicht jeder, der hin und wieder eine Zigarette oder eine Zigarre raucht, ist gleich nikotinsüchtig. Und nicht jeder, der hin und wieder ein Glas Bier oder Wein zum Essen oder in Gesellschaft trinkt, ist deswegen gleich alkoholsüchtig. Doch jeder sollte seine Grenzen zwischen Genuss, Gewohnheit und Zwang genau kennen.

Nikotin und Alkohol sind und bleiben suchtfördernde Drogen, und der regelmäßige Umgang mit Drogen ist und bleibt immer eine Gratwanderung, auch wenn sie, wie im Fall von Zigaretten und Alkohol, legal sind. Gerade beim Alkohol besteht permanent die Gefahr, sich über eine schleichend nach oben geschraubte Gewöhnung in Regionen zu trinken, die aus medizinischer und auch sozialer Sicht einfach intolerabel sind und zu erheblichen gesundheitlichen Schäden führen können.

Das Rauchen gänzlich aufzugeben und den Alkoholkonsum auf ein moderates Maß zu reduzieren, dafür gibt es viele gute Gründe. Warum es aber den meisten so schwer fällt, sich allein oder mit Hilfsmitteln von einem der beiden Laster oder gar von beiden zu befreien, soll im Folgenden dargestellt werden. Und auch all diejenigen, bei denen man nicht mehr nur von Laster oder schlechter Gewohnheit sprechen kann, sondern von eindeutiger Nikotinsucht oder gar von einer Alkoholsucht werden weiter unten einige wichtige Hinweise finden.

NIKOTIN UND ALKOHOL – STOFF FÜR DOPAMINJUNKIES

Warum Nikotin und auch Alkohol so schnell zu lieb gewonnen Gewohnheiten werden können, hat neben vielen anderen Faktoren – wie gesellschaftlichen Zwängen, der individuellen Sozialisation und dem Suchtpotenzial von Alkohol und Nikotin – vor allem auch einen biochemischen Grund. Und der erklärt unter anderem, warum es so schwer ist, mit dem Rauchen aufzuhören. Warum vor allem Raucher, die zur Zigarette auch noch gerne Alkohol trinken, besonders große Schwierigkeiten haben. Und warum Alkohol den größten Rückfallfaktor für ehemalige Raucher darstellt.

> Die meisten Ex-Raucher werden bereits innerhalb des ersten Jahres rückfällig. Die Mehrzahl bei einem Glas Alkohol!

Der Grund für die Beliebtheit von Alkohol und Nikotin und vor allem für die Kombination beider Drogen liegt in Hirnregionen, die biochemisch für einen Zustand verantwortlich sind, den der Mensch am liebsten hat: Glück! Dieses System beginnt in der Regel zu arbeiten, wenn man sich den angenehmen Dingen des Lebens widmet, zum Beispiel einem guten Essen oder sexuellen Annehmlichkeiten. Der Körper produziert dann opiatähnliche Stoffe, die ein ausgesprochen angenehmes Körpergefühl, ein Glücksgefühl, hervorrufen.

In diesem System spielt ein Botenstoff (Neurotransmitter) namens Dopamin eine ganz entscheidende Rolle. Er wird in einer Region namens *Area tegmentalis ventralis* tief im Inneren des Gehirns produziert und immer dann freigesetzt, wenn es gilt, zur Belohnung eben jene Glücksgefühle zu produzieren. Das Fatale: Sowohl Alkohol als auch Nikotin lassen eben jenes Dopamin augenblicklich in die Höhe schnellen.

Dopamin greift darüber hinaus aber auch noch in das Erinnerungs- und Lernvermögen des Gehirns ein. Das Gehirn soll sich nämlich Situationen, die derartige biochemische Freudentaumel hervorrufen, merken. Die glückbringenden Umstände brennen sich also gewissermaßen in die Festplatte ein. Deshalb legt der Alkohol trinkende Raucher automatisch beim Öffnen der Flasche auch gleich eine Packung Zigaretten oder Zigarillos bereit. Bei manchen Menschen wirkt dieses Erinnerungsvermögen fatalerweise jahrzehntelang – mit problematischen Folgen.

Will man nämlich irgendwann das Rauchen aufgeben, wird man bei jeder geöffneten Flasche daran erinnert, wie schön es doch einst mit der Nikotin-Alkohol-Kombi war. Denn das dopamingesteuerte Erinnerungsvermögen arbeitet sehr effektiv.

Die Hirnschaltkreise, die für die Glücksgefühle und die langanhaltende Erinnerung an ihre Auslöser zuständig sind, erweisen sich vor allem in der Jugend als besonders empfindlich und empfänglich. Wer also schon in der Pubertät beginnt, sich an die Kombination von Alkohol und Nikotin zu gewöhnen, wird es als Erwachsener besonders schwer haben, sich zu entwöhnen.

Die andere Seite der Medaille

Das ist also die eine Seite der Medaille: Rauchen und Alkohol evozieren biochemische Glücksgefühle. Doch alles hat seinen Preis. Die andere Seite der Medaille besteht folglich aus sehr nüchternen Zahlen, die den Rauchern und Trinkern unter uns alles andere als Glück verheißen: Wer nämlich regelmäßig die Grenzen eines noch gesunden Alkoholkonsums überschreitet, läuft Gefahr, den gesamten Organismus zu schädigen: Nerven-, Herz- und Gefäßschäden, Entzündungen von Speiseröhre, Magenschleimhaut, Bauchspeicheldrüse und Leber bis hin zur Spätfolge von Leberkrebs (Leberzirrhose) oder auch Darmkrebs. Auch Impotenz gehört zu den häufigsten körperlichen Folgen von übertriebenem Alkoholkonsum und Nikotingenuss. Von alkoholkranken Müttern werden jährlich etwa 300 schwerstgeschädigte Kinder geboren, drei von 1000 Neugeborenen zeigen sich durch Alkoholeinfluss während der Schwangerschaft entwicklungsverzögert.

Und bei den Rauchern sieht's nicht sehr viel besser aus: 90 Prozent aller Patienten mit einem Lungenkarzinom waren Raucher. Rauchen begünstigt auch das Entstehen und Wachstum von Blasenkrebs. Speziell bei Frauen kann das Entstehen von Brustkrebs begünstigt werden, wenn junge Mädchen während der Pubertät rauchen, da zu dieser Zeit das Brustgewebe noch sehr empfindlich ist. Und vor allem: Rauchen ist maßgeblich an der Entstehung von Arteriosklerose beteiligt, also dem Verstopfen der Blutgefäße, was Bluthochdruck, einen Herzinfarkt oder Schlaganfall nach sich ziehen kann.

Zeigen Sie Ihrem inneren Schweinhund die Rote Karte und machen Sie Schluss mit schlechten Gewohnheiten!

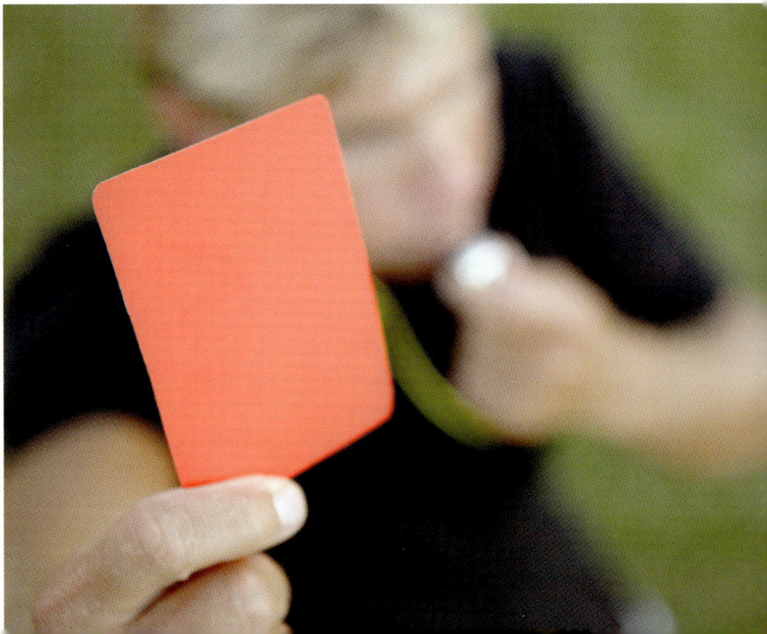

RAUCHERENTWÖHNUNG – DIE WICHTIGSTEN VORTEILE

Glücklicherweise verzeiht Ihnen Ihr Körper mehr Sünden, als Sie vermuten. Aus gesundheitlicher Sicht ist es zu jeder Zeit und in jedem Alter ein Gewinn, mit dem Rauchen aufzuhören.

- Wer z.B. mit 30 Jahren das Rauchen aufgibt, hat eine vergleichbare Lebenserwartung wie derjenige, der nie geraucht hat.
- Acht Stunden nach der letzten Zigarette ist das giftige Kohlenmonoxid in den Blutgefäßen vollständig durch Sauerstoff ersetzt.
- Nach 24 Stunden nimmt das Herzinfarktrisiko bereits ab.
- Kettenrauchern hat die Lunge nach rund sieben Jahren kompletter Abstinenz von Tabakprodukten verziehen und den Raucherhusten eingestellt.
- Nach etwa zehn Jahren hat sich das Risiko, an Lungenkrebs zu erkranken, nahezu halbiert.
- Bei allen, die es schaffen, mit der Qualmerei aufzuhören, verringert sich das Risiko, auf diese Weise das Herz ernsthaft zu schädigen, um die Hälfte (ein 51-jähriger Raucher hat diesen Berechnungen zufolge das Infarktrisiko eines 61-jährigen Nichtrauchers).

Die wichtigsten Hilfsmittel und Methoden

1. Die Punkt-Schluss-Methode

Es gibt sie natürlich: die Willensstarken, die einfach die Zigarette ausdrücken und danach nie mehr eine anfassen. Aber das schaffen nur etwa drei von hundert Rauchern. Alle anderen brauchen zusätzliche Hilfe.

Steht ein Arzt mit dem drohenden Zeigefinger hinter dem Probanden, steigt die Erfolgsquote statistisch auf das Doppelte. Über 80 Prozent aller Ex-Raucher haben es mit dieser Methode endgültig geschafft. Diese Hilfe in Anspruch zu nehmen, lohnt sich also.

Und wenn es auf Anhieb nicht funktioniert, hilft ein Trick, der so simpel wie die Methode selbst ist: Einfach öfter versuchen!

2. Nikotinpflaster

Die Methode ist einfach: Zigarette weglegen und Pflaster am Oberarm aufkleben. Über das Pflaster dringt das Nikotin gleichmäßig in den Körper ein und lindert die Entzugserscheinungen. Es muss täglich ausgetauscht werden. Je nach Stärke des bisherigen Zigarettenkonsums wechselt man alle zwei bis vier Wochen zu einer Pflasterstärke, die eine geringere Dosis abgibt. Auf diese Weise verringert man Schritt für Schritt den Nikotinspiegel im Körper. So wird der Körper systematisch entwöhnt.

NICHTRAUCHEN BEGINNT IM KOPF

Auf das Nichtrauchen muss man sich im Kopf vorbereiten. Denn Nikotinpflaster oder Kaugummis mildern nur die körperlichen Entzugserscheinungen. Die psychische Abhängigkeit können sie nicht verringern.
Wenn Sie nicht mehr rauchen wollen, werfen Sie doch einfach von einem Moment auf den anderen die Zigaretten weg. Das ist ein Weg. Die allgemein gültige Methode für alle, mit dem Rauchen aufzuhören, gibt es aber nicht. Für jeden Raucher gibt es einen individuellen Weg auszusteigen.

Der Weg zum Nichtrauchen hängt davon ab, welcher Typ Sie sind:

- Sind Sie eher jemand, der alles mit sich selbst ausmacht? Dann können Sie es mit Ihrer Willenskraft und dem ein oder anderen Hilfsmittel selbst schaffen.
- Sind Sie jemand, der im Gespräch Lösungen sucht? Für Letztere gibt es Hilfsangebote von Hausärzten oder Psychologen (s.u.).

Fragen Sie sich, wann Sie besonders gefährdet sind. Wann greifen Sie typischerweise zur Zigarette?

- In geselliger Runde?
- Beim Telefonieren?
- Im Stau?
- Bei einem Kaffee?
- Nach dem Essen?

Verändern Sie bewusst diese Verhaltensmuster. Lenken Sie sich ab! Fangen Sie etwas Neues an. Wie wär's mit der längst fälligen Anmeldung im Sportstudio? Das Geld hätten Sie doch jetzt – dank der nicht gerauchten Zigaretten. Im Zweifel sollten Sie mithilfe einer Therapie lernen, diese Verhaltensmuster aufzubrechen.

Jeder Raucher kann zum Nichtraucher werden. Ganz egal, wie lange und wie stark er geraucht hat. Geben Sie nicht auf. Wenn es beim nächsten Mal nicht klappt, dann klappt es eben beim übernächsten Mal.

Wann Sie Ihre letzte Zigarette rauchen, das bestimmen allein Sie!

Der Erfolg nach drei Monaten: Jeder vierte Raucher braucht weder Zigaretten noch Pflaster. Ein Arzt muss die Nikotinpflaster verschreiben. Pflaster sind nur in Apotheken erhältlich.

3. Nikotinkaugummi

Im Prinzip funktionieren Nikotinkaugummis wie Pflaster, nur dass das Nikotin beim Kauen über die Mundschleimhäute in den Körper gelangt. Die Methode hat allerdings einen kleinen Nachteil: Das andauernde Kauen (und Schmatzen) ist in vielen beruflichen und auch privaten Situationen nicht immer statthaft. Trotzdem: Mit dem Nikotinkaugummi geben am Ende zwölf Prozent das Rauchen völlig auf. Nikotinkaugummis gibt es nur in Apotheken.

4. Verhaltenstraining

Wer raucht, gewöhnt sich bestimmte »Reflexe« an: Man raucht zum Kaffee, man raucht, wenn man nervös ist, man raucht nach dem Essen, man raucht, wenn man mal eine Pause macht. Neben der Gewöhnung an das Nikotin, erschwert der besondere »Kick« des Rauchens in den Lieblingsmomenten das Aufhören. In einem Verhaltenstraining, das viele Psychologen und Hausärzte anbieten, lernt man, wie man mit Ablenkungs- und Entspannungstechniken diese Situationen überbrücken kann.

Sie brauchen zwar einen langen Atem, aber: Immerhin jeder siebte bleibt nach einem Jahr des kontinuierlichen Trainings auch ohne weitere Hilfsmittel Nichtraucher.

5. Die Kombi-Methode

Nikotinpflaster und Verhaltenstraining im Duett sind zwar aufwändig und nicht ganz billig. Langfristig aber ist diese Kombi-Methode am erfolgreichsten. Kommt die Motivation hinzu, unbedingt aufhören zu wollen, gewinnt jeder zweite(!) den Kampf gegen die Glimmstängel endgültig.

6. Akupunktur

Ohne den Willen, aufhören zu wollen, wird es auch mit den chinesischen Nadeln nichts. Aber mit festem Willen, zukünftig ohne Rauchzeichen zu leben, gelingt es mit der Akupunktur immerhin jedem Vierten. Allerdings gibt es hierzu noch keine Studien, die die Wirksamkeit wissenschaftlich belegen.

Wer dennoch immer wieder in Versuchung gerät, der sollte zusätzlich Nikotinpflaster und/oder Verhaltenstraining einsetzen.

7. Medikamente

Nikotin regt im Gehirn die Produktion des Botenstoffs Dopamin (s.o.) sowie von Noradrenalin an. Dopamin sorgt für das »angenehme Gefühl« beim Rauchen. Noradrenalin macht munter. Die Antiraucherpille (Zyban®) mit dem Wirkstoff Bupropionhydrochlorid erhöht die Konzentration dieser beiden Stoffe im Gehirn und senkt so das Verlangen nach einer Zigarette.

Die Antiraucherpille kann Ihnen nur ein Arzt verschreiben, von dem Sie sich auch genau beraten lassen sollten. Meistens wird ein Sieben-Wochen-Kurs angeboten, nach dem ca. 30 Prozent zum Nichtraucher geworden sind. Über die Rückfallquote gibt es noch keine genauen Untersuchungsergebnisse.

Welche Entzugsmethode passt zu welchem Rauchertyp?

■ Der Gelegenheitsschnorrer

Der Gelegenheitsschnorrer raucht gerne auf Partys oder unter Freunden – und zwar immer nur die Zigaretten der anderen. Hat so ständig das Gefühl, kein »echter« Raucher zu sein.

Aufhören: Gelingt am besten mit Willenskraft – Schluss, aus, Ende!

■ Der Nach-dem-Essen-Raucher

Dem Nach-dem-Essen-Raucher schmeckt die Zigarette nur oder hauptsächlich nach dem Essen oder beim abschließenden Kaffee. Besonders dann, wenn alle am Tisch zu qualmen beginnen. Abgesehen davon, dass schon die eine Zigarette nach dem Essen schädlich ist, lebt der Nach-dem-Essen-Raucher ständig in der Gefahr, den Nikotinkonsum auszuweiten und zum Gewohnheitsraucher zu werden.

Aufhören: Gelingt in der Regel mit Verhaltenstraining oder der Schluss-aus-Methode. Tipp zum Start: Schmeißen Sie Ihre volle Zigarettenschachtel samt Feuerzeug in den Mülleimer.

■ Der Geselligkeitsraucher

Der Geselligkeitsraucher kann am Abend in der Kneipe oder auf Partys eine Zigarettenschachtel leeren. Zu Hause liegt die Zigarettenpackung tagelang unbeachtet in der Schreibtischschublade. Das Verlangen nach der Zigarette sitzt allein im Kopf.

Aufhören: Gelingt am besten mit einem Verhaltenstraining.

■ Der Routineraucher

Der Routineraucher raucht regelmäßig und bei jeder sich bietenden Gelegenheit bis zu 20 Zigaretten am Tag.

Aufhören: Ein Nikotin-Kaugummi lenkt von der eingeschliffenen Gewohnheit ab und lässt kein körperliches Verlangen nach dem Suchtstoff aufkommen. Am besten aber wirkt in diesen Fällen die Kombi-Methode. In hartnäckigen Fällen sollte man mit dem behandelnden Arzt über eine medikamentöse Therapie nachdenken.

Der Kettenraucher

Der Kettenraucher raucht vor dem Frühstück, in der Badewanne oder gar – solche Kunstraucher gibt es tatsächlich – unter der Dusche. Die Anzahl der täglich gerauchten Zigaretten ist lediglich über die Tatsache begrenzt, dass der Tag nur 24 Stunden lang ist.

Aufhören: Ein Nikotinpflaster hilft, das körperliche Verlangen nach der Droge zu lindern. Unterstützend dazu sollte man in jedem Fall ein Verhaltenstraining gegen das Verlangen im Kopf einsetzen (Kombi-Methode). Auch über eine medikamentöse Therapie sollte man mit dem behandelnden Arzt unbedingt nachdenken.

Der Stressraucher

Der Stressraucher schwankt stark in seinem Zigarettenkonsum, und dieser ist insbesondere vom Stresspegel abhängig. Die Zigaretten bringen allerdings schon lange keine Entspannung mehr, Sie qualmen mit dem Stress um die Wette.

Aufhören: Es bietet sich die ganze Palette der Möglichkeiten an – Entspannungstechniken, Stressabbau, Verhaltenstraining. Bei starkem Konsum zusätzlich Nikotinpflaster (Kombi-Methode).

Die Leber ist der Überlebenskünstler des Organismus.

ALKOHOL? WENN JA, DANN ABER IN MAßEN!

Mann kommt abends nach Hause, der Tag war anstrengend. Mann war sogar gestresst. Jetzt ein kaltes Glas Bier, ein Glas Rotwein oder besser noch ein Glas Whiskey, um zu entspannen. Erlaubt? Nichts ist dagegen einzuwenden. »Darauf müssen wir anstoßen!« Ein Geburtstag, ein neues Auto, Urlaubsbeginn – irgendwas gibt's ja immer im Büro zu feiern. Ein Glas Sekt mit den Kollegen: Erlaubt? Nichts ist dagegen einzuwenden. Am Wochenende dann trifft man sich mit Freunden in der Stammkneipe. Ein paar Bier dürfen es da schon sein. Oder man geht Essen. Darf da auch schon mal eine Flasche Wein über den Tisch gehen? Nichts ist dagegen einzuwenden. Und in größeren Abständen, bei der Geburtstagsparty des besten Freundes zum Beispiel, da kann man auch schon mal einen über den Durst trinken. Auch dagegen ist nichts einzuwenden.

Denn die Leber ist ein erstaunlich regenerationsfähiges Organ. Hier wird der Alkohol abgebaut, neben Fett und einigen anderen unappetitlichen Stoffen wie Umweltgiften und Viren. Die Leber ist tatsächlich so etwas wie der Überlebenskünstler des Organismus. Selbst jahrelange Alkoholexzesse kann sie überstehen. Selbst wenn die Leber schon 90 Prozent ihrer Funktion verloren hat, ist sie noch immer in der Lage, sich vollständig zu erholen. Allerdings nur, wenn man sich fortan in absoluter Alkohol-Abstinenz übt!

Ein bis zwei Gläser Rotwein am Tag schaden der Gesundheit nicht.

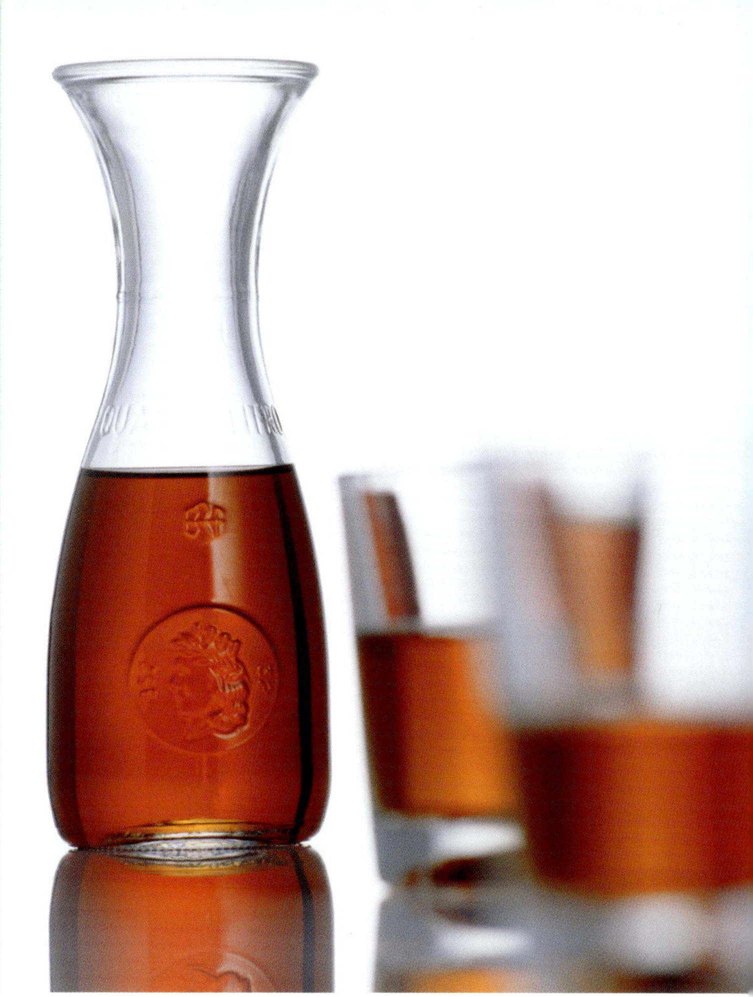

Gegen ein gewisses – auch tägliches – Quantum Alkohol ist also in der Tat nichts einzuwenden. Ganz im Gegenteil: In den vergangenen gut 30 Jahren ist sogar in knapp 100 verschiedenen Studien nachgewiesen worden, dass sich ein sehr moderater Alkoholkonsum statistisch lebensverlängernd auswirken kann.

Das Französische Paradoxon und die Vorzüge des Weins

Von allen alkoholischen Getränken ist bisher der Wein am besten auf seine gesundheitliche Wirkung untersucht. Er beugt Nierensteinen vor und verbessert die Wirkung des Insulins. Vor allem aber schätzt man von medizinischer Seite im Wein mittlerweile einen Stoff, der hoch im Kurs steht, Infarkte und Schlaganfälle zu verhindern. Resveratrol heißt diese Wunderwaffe der Natur, die das Zusammenklumpen der Blutplättchen und damit die Bildung von Thrombosen verhindert. Der Rebstock bildet diesen Stoff als Schutz gegen Pilzbefall, weshalb vor allem die Weine aus den feuchten Anbaugebieten in der Schweiz, in Deutschland und vor allem aus dem Bordeaux Resveratrol in höheren Konzentrationen aufweisen. Auch andere Stoffe, die vor allem durch den Ausbau

URLAUB VON SCHLECHTEN GEWOHNHEITEN

Zu viel Kaffee, zu viel Junk-Food, zu viel Zigaretten, zu viel Alkohol. Der Prozess beginnt meist schleichend – und schließlich hat Mann eine ganze Kette von schlechten Gewohnheiten und Lastern am Hals. Um einerseits ein Gespür dafür zu bekommen, wie abhängig man bereits von all diesen Gewohnheiten ist, und um andererseits einen ersten Schritt in die Unabhängigkeit zu tun, möchten wir Ihnen das folgende Experiment vorschlagen. Es ist eine Art Therapie, die ein wenig an die christliche Fastenzeit zwischen Karneval und Ostern erinnert. Im Sinne des eigenen Wohlbefindens bedarf es zur Umsetzung dieser Therapie nur zweierlei Schritte:

- 1. Machen Sie vier Wochen Urlaub von den schlechten Gewohnheiten. Im Klartext bedeutet dies: Kompletter Verzicht auf Alkohol, Zigaretten, Koffein und fettes Essen.
- 2. Treiben Sie stattdessen regelmäßig Sport, zum Beispiel unter Anleitung eines Personal Trainers in einem Fitnessclub. Und neben dem Job kümmern Sie sich auch etwas mehr um Ihre Partnerschaft und/oder Familie.

Der Effekt ist in der Regel überraschend. Mann fühlt sich anschließend frischer und belastbarer, häufig verbessert sich sogar auch der Hormonspiegel. Allgemeine Störungen des Befindens wie etwa Kopfschmerzen verschwinden oft ganz. Der Reiz dieser Minikur liegt darin, dass Mann seine schlechten Gewohnheiten nicht für alle Zeiten über Bord werfen muss. Man lässt sich stattdessen nur auf ein zeitlich begrenztes Experiment ein.

Das Ergebnis:
- Etwa 50 Prozent der Männer, die sich auf ein solches Experiment einlassen, halten nicht durch, weil sie sich überfordert fühlen.

Aber:
- 30 Prozent sind von den Ergebnissen so überzeugt, dass sie das Experiment wiederholen wollen.
- 20 Prozent schaffen es, ihre Lebensgewohnheiten dauerhaft zu ändern.

Einfacher, so scheint es, lässt sich zusätzliche Lebenszeit und Lebensqualität kaum erobern.

im Holzfass in den Wein gelangen, scheinen sich positiv auf die Herzgefäße auszuwirken. Aufmerksam auf diese besondere gesundheitserhaltende Wirkung des Weins wurde man über die Entdeckung des so genannten »Französischen Paradoxons«: Obwohl in der französischen Küche Käse und Fleisch, tierische Fette, Crème fraîche, Sahne und Butter eine große Rolle spielen, liegt die Zahl der Herzinfarkte weit unter den Vergleichszahlen anderer westlicher Industriestaaten. Die Wissenschaft vermutet dahinter die segensreiche Wirkung des französischen Rotweinkonsums (pro Kopf etwa 66 Liter pro Jahr).

Ein schmaler Grat

Bevor Sie sich nun aber angesichts all der positiven Meldungen über die medizinischen Vorteile des Alkohols vor Freude auf die Schenkel schlagen und glauben, grünes Licht für einen ungehemmten Alkoholkonsum erhalten zu haben, möchte ich noch einmal daran erinnern, dass allein moderater Alkoholkonsum gesundheitlich weitestgehend unbedenklich ist. Dies gilt selbstverständlich nur für vollkommen gesunde Menschen, die auch mental nicht anfällig sind, diesen moderaten Konsum auszuweiten.

Die tägliche Dosis ist gering und schnell getrunken (am besten übrigens zum Essen). Schnell kann man allerdings den Überblick verlieren. Was nicht ganz ungefährlich ist, denn der Grat zwischen moderatem Trinken und dem Beginn einer sich schleichend bis in die Sucht hinaufschraubenden Alkoholgewöhnung ist schmal.

Schnell gewöhnt man sich an das dritte, später das vierte tägliche Glas. Und man tröstet sich damit, dass Alkohol ja eigentlich gesund sei. Und gießt noch mal nach, getreu dem Motto: Viel hilft viel!

Dann trinkt man gegen den Stress, dann gegen Langeweile, dann aus Frust. Der Alkohol kann zur Allzweckwaffe gegen alles und jedes werden – ein Allheilmittel. Und schleichend gewöhnt

PROBLEM SELBSTKONTROLLE

Die 15-Gläser-Nagelprobe

In regelmäßigen Abständen sollten Sie Ihren Alkoholkonsum genauestens überprüfen. Eine gute und einfache Möglichkeit besteht in der 15-Gläser-Nagelprobe:

- Zählen Sie, wie viele Gläser Bier, Wein, Longdrinks oder Schnäpse Sie in der Woche trinken.
- Sollten Sie über mehrere Wochen hinweg über 15 Gläser zu sich nehmen, besteht Handlungsbedarf.
- Führen Sie Ihren Alkoholkonsum wieder auf das kontrollierte Höchstmaß pro Tag zurück – oder besser noch: Üben Sie sich über einen längeren Zeitraum in vollkommener Abstinenz.
- Wenn Ihnen dies nicht gelingt, sollten Sie professionelle Hilfe in Anspruch nehmen.

man sich an Alkoholmengen, die alles andere als gesund sind. Der Schritt zur Alkoholsucht ist nicht sonderlich groß, und es bedarf einer permanenten Selbstkontrolle, um den schmalen Grat eines nicht gesundheitsschädlichen Alkoholkonsums nicht zu verlassen.

Wenn Alkohol zum Problem wird ... ... dann ist guter Rat gar nicht teuer. Man muss ihn nur wahrnehmen!

Alkoholsucht ist eine Krankheit, keine Charakterschwäche!

Der Übergang vom reinen Genuss zum berauschenden Trinken und weiter zur permanenten Alkoholabhängigkeit ist wie gesagt fließend. Angesichts der komplexen Materie kann an dieser Stelle zwar nicht in aller Ausführlichkeit über Ursachen, Auswirkungen und Therapiemöglichkeiten einer Alkoholsucht berichtet werden. Gleichwohl möchte ich Ihnen einige Informationen und Tipps an die Hand geben, um Sie für Ihre etwaige eigene Suchtgefährdung oder die Ihrer Kollegen zu sensibilisieren. Im Folgenden werden Sie erfahren, wie Sie welche Verhaltensauffälligkeiten, die Sie an sich selbst oder an einem Kollegen beobachten, einzuschätzen haben, wie man sich im Zweifelsfall verhalten soll und wen man ansprechen kann oder unbedingt sollte.

Die (tödlichen) Gefahren

Alkohol ist fester Bestandteil unseres alltäglichen Lebens, kein Zweifel. Alkohol ist aber gleichzeitig auch eine der gefährlichsten legalen Drogen. Alkohol kann süchtig und krank machen. Die Trinkgewohnheiten alkoholkranker Menschen können dabei stark variieren und reichen vom so genannten »Spiegeltrinker« (niedriger, aber ständiger Alkoholspiegel) über den »Quartalsäufer« (Vollrausch in größeren Abständen) bis hin zum »Vollalkoholiker«, der nur noch auf einem permanent hohen Alkoholniveau zu existieren in der Lage ist.

Nur mäßiger Alkoholkonsum kann der Gesundheit dienlich sein. Der Grat zum Alkoholproblem ist ausgesprochen schmal.

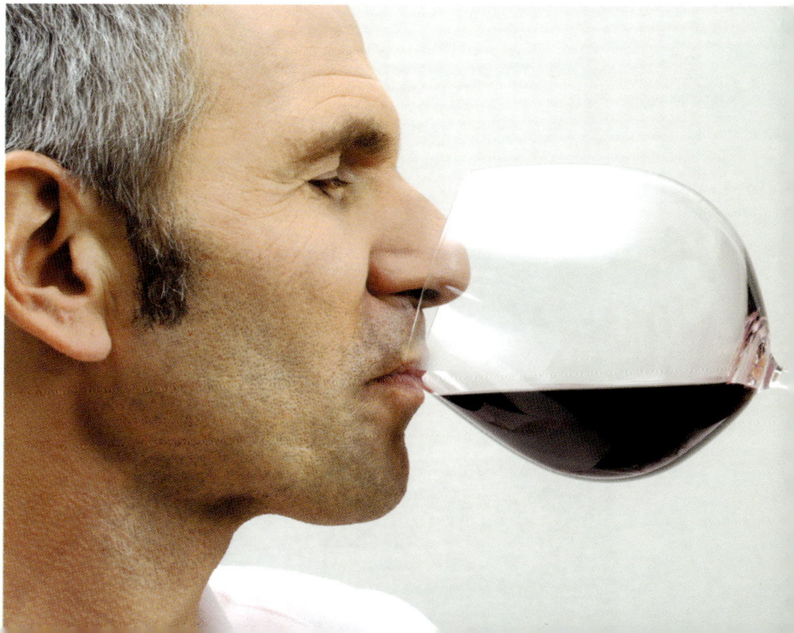

Alkoholsucht ist jedoch entgegen einem weit verbreiteten Irrtum keine Charakterschwäche! Es ist eine chronische Erkrankung, die schwere organische und seelische Schäden verursacht. Oftmals endet sie auch tödlich. Das Problem: Alkoholsüchtige und die Menschen in ihrer unmittelbaren Umgebung wenden sich zu selten an eine der zahlreichen Hilfseinrichtungen.
Über viele Jahre, manchmal ein ganzes Trinkerleben lang, geben sich vor allem die Betroffenen selbst der Illusion hin, ihr Problem im Griff zu haben. Und häufig gelingt es ihnen tatsächlich über einen langen Zeitraum, die Sucht vor den Mitmenschen zu verbergen. Doch irgendwann treten die gesundheitlichen Folgen der Erkrankung offen zu Tage. Dann wird das Ausmaß der Sucht sichtbar. Derzeit leben in Deutschland rund viereinhalb Millionen Menschen mit ernsthaften Alkoholproblemen. Geschätzte sieben Prozent der Mitarbeiterinnen und Mitarbeiter von Unternehmen sind suchtmittelabhängig, ein Viertel aller Betriebsunfälle passieren unter Alkoholeinfluss. Zu rund 92.000 Fällen von Arbeitsunfähigkeit in Folge von Alkoholabhängigkeit kommt es jährlich bundesweit. Allein in Deutschland sterben jährlich über 40.000 Menschen an den Folgen ihres Alkoholkonsums.
Oft geht die Arbeitsstelle verloren, in einem späteren Stadium können Alkoholkranke dann meist überhaupt keine Beschäftigung mehr ausüben. Der Kontrollverlust durch Alkoholismus zieht zudem in der Regel dramatische Beziehungskonflikte innerhalb der Familie nach sich, er kann ganze Familien zerstören. Es gibt also genügend Gründe, frühzeitig und schon bei einem ersten Verdacht entsprechend zu reagieren.

Was man tun kann

Die meisten Alkoholsüchtigen wissen, dass sie süchtig sind. Und wer es nicht definitiv weiß oder sich selbst gegenüber zugeben will, spürt zumindest intuitiv, dass sich das eigene Trinkverhalten krankhaft verändert hat. Wer nun selbst nicht in der Lage ist, seine eigene Sucht aktiv zu bekämpfen – und die wenigsten Betroffenen sind dies erfahrungsgemäß –, braucht Hilfe: von der Familie oder auch von den Arbeitskollegen, also von jenen Menschen, die zum engeren Lebensumfeld gehören.

Das Gespräch suchen

Der erste Schritt besteht in nachhaltigen Versuchen, mit dem Betroffenen ins Gespräch über sein Problem zu kommen. Als Nächstes gilt es, die Ansprache professioneller Hilfe zu organisieren (Ansprechpartner: der Hausarzt und/oder eine Vielzahl von Organisationen. Adressen siehe S. 118). Was innerhalb der Familie schon häufig schwierig genug ist, gestaltet sich am Arbeitsplatz oftmals noch weit schwieriger. Hier ist es meist die Angst, ein vielleicht gutes kollegiales Verhältnis aufs Spiel zu setzen, die vor einem direkten Gespräch mit dem Betroffenen zurückschrecken lässt. Die Angst ist zwar verständlich, sie verlängert aber unnötig den Leidensweg des Kollegen. Oft sind die Betroffenen jedoch auch erleichtert, wenn ihr Problem offen zur Sprache kommt.

- Das Gespräch sollte in einem ungestörten Moment und unter vier Augen stattfinden.
- Der Einstieg sollte behutsam sein. Am besten sollte man seine persönliche Sorge um den Kollegen ausdrücken und diese durch entsprechende Beobachtungen begründen.
- Ideal wäre es, dem Kollegen Hilfe bei der Suche nach einer Beratungsstelle anzubieten, wenn er dies möchte.

Die möglichen Reaktionen

Typischerweise reagieren Alkoholkranke auf zwei Arten:

- Sie versuchen auszuweichen. Bei den Ausweichmanövern weisen sie dann gerne auf den Alkoholkonsum anderer hin: »Jetzt hör aber auf! Du hast doch bei der letzten Betriebsfeier selbst kräftig zugelangt!«
- Sie streiten alle Vorwürfe ab, leugnen alle angesprochenen Punkte rigoros. Im schlimmsten Fall wird das gut gemeinte Gespräch als Mobbingversuch gedeutet.

Was tun, wenn das Gespräch scheitert?

Auf keinen Fall sollte man dann aufgeben! Hat das erste Gespräch nicht den gewünschten Effekt, nämlich dass sich der Betroffene Hilfe sucht, sollte der oder die Vorgesetzte über den Verdacht informiert werden. Die Unternehmensleitung hat eine Aufsichtspflicht gegenüber den Mitarbeitern und ist verpflichtet zu handeln. In vielen Unternehmen gibt es mittlerweile eigens dafür eingerichtete Suchtberatungsstellen. Deren vorrangige Aufgabe ist es, Alkoholkranken entsprechende Hilfen zu vermitteln.

An wen man sich wenden kann

Erster Ansprechpartner auf therapeutischer Seite sollte zunächst der (die) Hausarzt(ärztin) sein, sofern zu ihm (ihr) ein Vertrauensverhältnis besteht. Darüber hinaus existiert in Deutschland ein engmaschiges Netz von Beratungsstellen und Therapieplätzen. Die Vorstellung, Alkoholiker müssten erst »tief sinken«, bevor eine Behandlung Erfolg haben kann, ist aus Sicht der meisten Therapeuten längst überholt. Hilfe sollte ein Alkoholkranker vielmehr so früh wie möglich erhalten, weil die Erfolgsaussichten einer Therapie umso größer sind, je intakter seine soziale Situation ist.

Die wichtigsten Ansprechpartner sind:

- **Anonyme Alkoholiker**

Gemeinsames Dienstbüro Anonyme Alkoholiker Interessengemeinschaft e.V.
Lotte-Branz-Straße 14, 80939 München, Tel.: 089-3 16 95 0, Fax : 089-3 16 51 00, E-Mail: info@anonyme-alkoholiker.de, www.anonyme-alkoholiker.de
Postanschrift:
Gemeinsames Dienstbüro Anonyme Alkoholiker Interessengemeinschaft e.V., Postfach 46 02 27, 80910 München

- **Blaues Kreuz in Deutschland e.V.**, Freiligrathstraße 27, 42289 Wuppertal, Tel.: 0202/6 20 03-0, Fax 0202/62003-81, E-Mail : bkd@blaues-kreuz.de, www.blaues-kreuz.de

Blaues Kreuz in der evangelischen Kirche Bundesverband e.V.
Geschäftsstelle, Märkische Straße 46, 44141 Dortmund, Tel.: 0231-5 86 41 32, Fax: 0231-5 86 41 32, E-Mail: bke@blaues-kreuz.org, www.blaues-kreuz.org

- **Deutsche Hauptstelle gegen die Suchtgefahren(DHS) e.V.**

Westring 2, 59065 Hamm, Tel.: 02381/90 15-0, Fax: 02381/90 15 30, E-Mail: info@dhs.de, www.dhs.de

- **Freundeskreis für Suchtkrankenhilfe Bundesverband e.V.**

Kurt-Schumacher-Straße 2, 34117 Kassel, Tel.: 0561-78 04 13, Fax: 0561-71 12 82, E-Mail: mail@freundeskreise-sucht.de, www.freundeskreise-sucht.de

- **Guttempler in Deutschland (I.O.G.T.)**

Adenauerallee 45, 200097 Hamburg, Tel.: 040-24 58 80, Fax: 040-24 14 30, www.guttempler.net

- **Kreuzbund e.V.**

Münsterstraße 25, 59065 Hamm, Tel.: 02381-6 72 72-0, Fax: 02381-6 7272 33, E-Mail: info@kreuzbund.de, www.kreuzbund.de

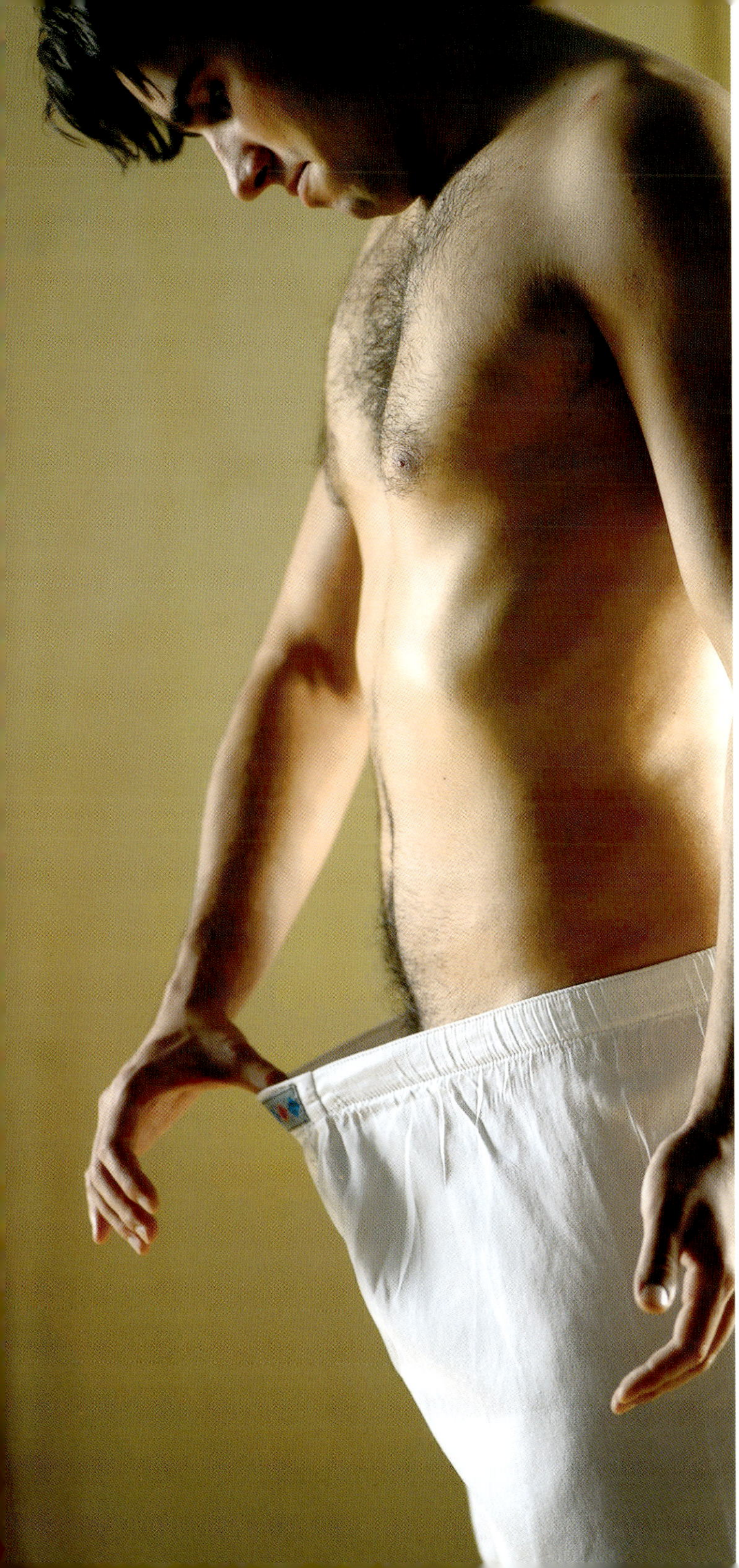

DIE MÄNNLICHE POTENZ

WAS MANN ÜBER SEINE POTENZ UND
ZEUGUNGS(UN)FÄHIGKEIT WISSEN SOLLTE

POTENZIELLE STATISTIK

Statistisch gesehen denken 54 Prozent aller Männer mehrfach täglich nur an das eine. Der einen Statistik zufolge ungefähr elf Mal am Tag, anderen Untersuchungen zufolge gibt es Männer, die alle elf Sekunden an Sex denken. Wieder andere Untersuchungen behaupten, alle acht Minuten. Umfragen unter Frauen zufolge kann es in der Tat nicht anders sein, als dass Männer höchstens sieben Minuten am Tag *nicht* an Sex denken.

Die sexuelle Messlatte

Es gibt wohl tatsächlich kaum einen Lebensbereich, der Männer so stark beschäftigt wie die Sexualität. Und es gibt wohl kaum etwas, das Männer auch derart unter Druck zu setzen vermag, wie ausgerechnet der Bereich Sexualität. Und das, obwohl doch Erotik eigentlich mit Lust, Zärtlichkeit, Hingabe, Vergnügen und Liebe verbunden sein sollte.

Doch das dem Mann aufgenötigte Ideal allgegenwärtiger Erotik entspricht einem Männerbild, dem die meisten Männer nun einmal nicht entsprechen. Und dem sie nie entsprechen werden. Gleichwohl setzt dieses Männerbild Standards. Verhängnisvolle Standards. Ob in der Werbung oder auf der Kinoleinwand, ob im Fernsehen oder in den Printmedien, ob ZDF oder MTV: Erotik und Sex sind allgegenwärtig. Und die öffentlich sexuell agierenden Männer sind in der Regel jung, durchtrainiert und gut aussehend – und sie werden heiß begehrt, immer und überall – von ebenso gut aussehenden jungen Frauen. Die Messlatte, an der sich die Männer orientieren, hängt also hoch. Doch wie sieht's zu Hause aus, unter der heimischen Bettdecke? Da ist oft viel weniger los, als es dem öffentlichen Männerbild entspricht.

Aber dennoch: Die meisten Männer verstehen dieses Männerbild auch als Norm für sich selbst. Und wenn sie glauben, von der Norm abzuweichen, haben sie ein Problem. Oder auch mehrere Probleme. Zum Beispiel mit ihrer Penislänge. Ein viel größeres Problem und viel schlimmer noch: Wenn's mal nicht klappt. Der Super-GAU: Wenn's überhaupt nicht mehr klappt.

Doch zur Beruhigung darf an dieser Stelle schon verraten werden: Dem Manne kann geholfen werden. In fast allen Fällen.

Die Länge ist nicht entscheidend!

Viele Männer plagt die Sorge, dass ihr Penis zu klein sein könnte. Doch wer bestimmt eigentlich, was klein und was groß ist? Sind zehn erigierte Zentimeter klein? Zu klein? Zur Aufklärung: Das durchschnittliche erigierte bundesdeutsche Glied misst vom Ansatz bis zur Eichelspitze zwischen elf und 17 Zentimeter – im statistischen Mittel 14,5 Zentimeter. Sind 14,5 Zentimeter groß? Oder eher klein? Wie man's nimmt.

Asiaten müsste dieses Maß schwer beeindrucken, bleiben sie doch mit einer um Zentimeter kürzeren Durchschnittslänge zurück. Wenn nun aber, wie viele Männer nach wie vor glauben, die Länge etwas mit sexueller Qualität zu tun hätte, müssten Asiens Frauen kollektiv sehr, sehr unzufrieden dreinschauen. Tun sie aber nicht. Weil die Penisgröße an sich nichts, aber auch gar nichts über die erotischen Qualitäten eines Mannes aussagt.

Viele Männer, die nun beruhigt das Maßband zur Seite legen, werden jetzt darüber klagen, dass ihr Penis aber im schlaffen Zustand doch nun wirklich zu mickrig aussehe. Zur Beruhigung: Das ist ein Zeichen für die Funktionstüchtigkeit des Gliedes. Der Muskel, der die Erektion verhindert, ist scheinbar so gut in Schuss, dass die Schwellkörper im Ruhezustand völlig einschrumpfen. Also auch das kein Grund für Minderwertigkeitskomplexe.

Sex ist gesund

Ganz ohne Frage: Eine erfüllte Sexualität kann die Lebensqualität ganz entscheidend positiv beeinflussen. Wird die erfüllte Sexualität auch noch häufig praktiziert, kann sie sogar die Gesundheit günstig beeinflussen: Die Caerphilly-Studie der Universitäten Bristol und Belfast, die mit walisischen Männern durchgeführt wurde, hat eindeutig nachgewiesen, dass häufiger Sex das Risiko, an einem Herzinfarkt zu sterben, um bis zu 50 Prozent reduziert. Ebenso nicht zu unterschätzen ist die Wirkung von Sexualität auf das männliche Selbstwertgefühl und die psychische Ausgeglichenheit.

Zentraler Bestandteil für eine erfüllte männliche Sexualität ist und bleibt, als Grundvoraussetzung für alles Weitere, die Fähigkeit, eine Erektion zu erlangen. Erektions- bzw. Potenzstörungen oder gar völlige Impotenz können bisweilen Versagensängste, soziale Isolation und sogar Depressionen auslösen. Es gibt also Gründe genug, Potenzstörungen und Impotenz nicht zu belächeln oder auf die leichte Schulter zu nehmen. Zumal man in fast allen Fällen etwas dagegen tun kann.

Impotenz – einige Fakten

Wie definiert man Impotenz? Hier die derzeit gültige Definition: »die über einen Zeitraum von mehr als sechs Monaten bestehende oder wiederholt auftretende Unfähigkeit, eine ausreichende Erektion für einen befriedigenden Geschlechtsverkehr zu erreichen und/oder aufrechtzuerhalten«. Individuell kann das aber sehr unterschiedlich empfunden werden.

- Die Bezeichnung Impotenz stammt vom lateinischen Wort *impotentia* und bedeutet so viel wie »Unvermögen«.
- Von Potenzstörungen oder gar Impotenz sind mehr Männer betroffen, als man meinen könnte. Nach den vorliegenden Untersuchungen sind schätzungsweise sechs Millionen deutsche Männer aller Altersgruppen betroffen. Sie haben Erektionsstörungen, die sich in fast allen Fällen gut behandeln lassen.
- Ein Drittel dieser Männer ist vergleichsweise jung: Sie sind zwischen 30 und 40 Jahre alt.

- In der Mehrzahl der Fälle (bis zu 80 Prozent) liegen organische Ursachen vor. Die verbreitete Meinung, dass Erektionsstörungen überwiegend psychische Ursachen haben, stimmt also nicht. Umso wichtiger ist es, dass jede Erektionsstörung ärztlich untersucht wird. Von den guten Behandlungsmöglichkeiten (s.u.) mal ganz abgesehen.
- Mit zunehmendem Alter nehmen die körperlichen Ursachen für Erektionsstörungen zu. Aber auch psychische Ursachen allein können einer Erektionsstörung zugrunde liegen.
- In der Regel gehen körperliche Ursachen mit psychischen einher. Es entsteht ein »Teufelskreis«.
- Das Problem: Scham hindert viele Betroffene, sich zu offenbaren und Rat zu suchen.

DIE URSACHEN VON POTENZSTÖRUNGEN

Psychische Ursachen

Wie beschrieben, handelt es sich bei Potenzstörungen meist um ein Zusammenspiel physischer und psychischer Faktoren. Aus diesem Grunde kann man psychische und physische Ursachen oft nicht strikt voneinander trennen. Dennoch lassen sich eine Reihe typischer, häufig wiederkehrender psychischer Ursachen für Erektions- bzw. Potenzstörungen gesondert feststellen:

- Unkenntnis der sexuellen Zusammenhänge
- Vorurteile und Irrtümer über den Ablauf des Geschlechtsverkehrs (z.B. Leistungsdruck etc.)
- erziehungsbedingte Ängste und Schuldgefühle im Hinblick auf die Sexualität
- Angst vor dem Versagen
- ständige Selbstbeobachtung und -kontrolle während des Geschlechtsverkehrs lassen eine innere Entspannung nicht zu
- Angst vor der Ablehnung durch die Partnerin
- Selbstzweifel, weil es einmal nicht geklappt hat
- Angst, dass es beim nächsten Mal wieder nicht klappen könnte
- Irrtum, dass Mann in jeder beliebigen Situation und bei jeder Gelegenheit eine Erektion zustande bringen muss
- mangelndes sexuelles Verlangen
- die Aufregung beim »ersten Mal« mit einer neuen Partnerin
- tiefer liegende Konflikte und psychische Probleme

Mitunter äußern sich die letztgenannten Störungen als ernste psychische Erkrankungen. Unter Umständen haben die Betroffenen auch vom »Normalen« extrem abweichende Sexualfantasien.

Physische (körperliche) Ursachen

Arteriosklerose/Gefäßveränderungen

Eine der häufigsten organischen Gründe für Potenzstörungen: Die Arterien verlieren ihre Elastizität oder verkalken. Der Penis erhält dann für eine Erektion zu wenig Blut. Gefäßveränderungen bestehen besonders häufig bei älteren Männern. Aber auch jüngere Männer können durch Stress, Rauchen, Bluthochdruck oder Übergewicht unter Arterienverkalkung leiden. Auch Diabetes- und Gichtpatienten müssen damit rechnen, dass sich bei ihnen eine Arteriosklerose einstellt.

Selten können Durchblutungsstörungen des Penis auch angeboren sein: Dann sind die Arterien unterentwickelt oder fehlen ganz.

Die Penisarterien müssen einen großen Sprung in der Rate des Blutflusses zwischen »Ruhe = schlaff« und »Leistung = Erektion« machen. Dieser Sprung ist in keiner Körperarterie größer als hier. Es gilt daher: »Der Penis ist die Wünschelrute im Gefäßsystem des Mannes.« Und: Die Erektionsstörung kommt in aller Regel VOR dem Herzinfarkt.

Störung des Blutabflusses durch die Venen

Gründe für eine solche Störung können selten angeborene Venenfehlbildungen oder auch Schäden an den Venen sein, die sich später entwickelt haben. Ein weiterer Grund für Störungen der Blutabflussregulierung kann an einer mangelnden Entspannung der Schwellkörpermuskulatur liegen.

Nervenverletzungen

Verletzungen des Rückenmarks (z.B. durch Quetschung, Bandscheibenvorfall) können sich auf die Erektionsfähigkeit auswirken. Auch verschiedene Rückenmarkserkrankungen können zu Erektionsstörungen führen, etwa Multiple Sklerose, Rückenmarks- oder Wirbelfehlbildungen, Entzündungen (z.B. Gürtelrose) oder Tumore. Außerdem werden bei verschiedenen operativen Eingriffen im After- und Genitalbereich (vor allem an Prostata und Blase) und auch nach Unfällen (z.B. Beckenbrüchen) gelegentlich Nerven verletzt, die an der Erektion beteiligt sind. Die Folge ist dann oft eine Erektionsstörung.

Penisbruch

Wird der Penis im erigierten Zustand zu stark gebogen, kann er brechen – obwohl kein Knochen in ihm steckt. Genau genommen reißt die Schwellkörperhaut. Das Blut strömt schlagartig aus den Schwellkörpern unter die Haut. Ein stechender Schmerz, ein knackendes, schnalzendes Geräusch und eine heftige Schwellung zeigen einen Penisbruch an. Wer jetzt, etwa aus Scham, zögert, eine Klinik aufzusuchen, kann eine bleibende Impotenz riskieren.

Grunderkrankungen, die zu einer Potenzstörung beitragen können

Diabetes mellitus, Prostatavergrößerung, Bluthochdruck, Fettstoffwechselstörungen, Nierenerkrankungen, Asthma, Lungenemphysem, chronische Bronchitis

- **eine hochgradige Vorhautverengung**
Lässt sich die Vorhaut nicht zurückziehen, weil sie zu eng gewachsen ist, entstehen beim Sex Schmerzen, die in der Regel eine Erektion beeinflussen oder verhindern. Juden und Moslems kennen das Problem nicht: Sie werden zumeist bereits als Baby beschnitten. Wenn es erforderlich ist, kann durch einen kleinen Eingriff auch beim erwachsenen Mann die Vorhaut entfernt werden.
- **Hormonmangel**
Das männliche Hormon Testosteron liefert die Grundlage der Erektion, nämlich die Lust zum Sex (Libido). Mangelt es daran, schwindet die Manneskraft. Hormonmangel ist aber allenfalls in fünf bis zehn Prozent der körperlich bedingten Impotenzfälle wirklich die allein zugrunde liegende Ursache. Jenseits des 50. Lebensjahres steigt dieser Anteil aber an.
- **ungenügende Erschlaffung des Schwellkörpermuskels**
bzw. Alterungsprozesse oder Schädigungen des Schwellkörpergewebes
- **Veranlagung**
bzw. angeborene Verbindungen zwischen den Penisgefäßen oder zwischen Penisschwellkörper und Harnröhre, die dort normalerweise nicht vorhanden sind.
- **Medikamente**
Mittel gegen Bluthochdruck (Wirkstoffe: Betablocker, Thiazide, Methyldopa, Chlortalidon oder Reserpin);
Mittel gegen Depressionen und Psychosen (z.B. Anafranil, Haldol, Limbatril);
Mittel gegen Magengeschwüre, so genannte H2-Blocker;
ferner weibliche Hormone z.B. zur Prostatabehandlung und andere Krebsmittel.
- **ungesunder Lebensstil**
Rauchen,
Stress,

Das Thema Potenzstörungen geht nicht nur ältere Männer an: Ein Drittel der Betroffenen ist zwischen 30 und 40 Jahre alt.

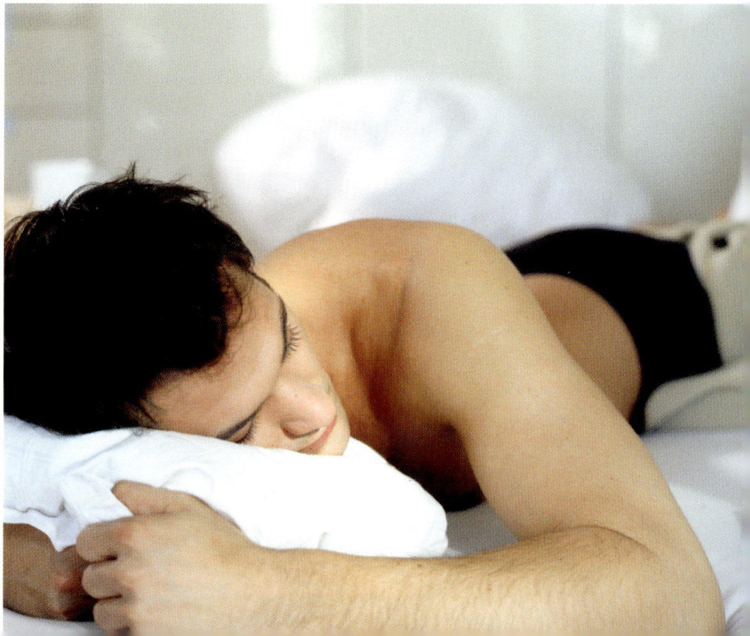

chronischer Alkoholkonsum,
Übergewicht,
Giftstoffe in der Nahrung, in der Wohnung und am Arbeitsplatz,
Einnahme von harten Drogen: Heroin, Kokain, Amphetamine etc.

DIE DIAGNOSE

Der wichtigste Schritt zur Behebung einer Potenzstörung ist der Gang zum Arzt. Dieser Schritt erfordert Mut zu einem offenen Gespräch mit dem Urologen, dem Hausarzt oder dem sexualtherapeutisch geschulten Mediziner.
Für den Gang zum Urologen spricht, dass er verschiedene wissenschaftlich erprobte Verfahren einsetzen kann, mit denen sich klären lässt, ob die Probleme eher organischen oder psychischen Ursprungs sind.

Diagnose bei organischen Problemen

Grundsätzlich ist bei älteren Männern die Wahrscheinlichkeit höher, dass organische Probleme an den Potenzstörungen beteiligt sind. Wenn in einem gewissen Alter plötzliche Erektionsstörungen auftreten, obwohl sich das Verhältnis zu Ihrer Partnerin nicht zum Negativen verändert hat, ist es wahrscheinlich eine erstmals auftretende oder verschlimmerte organische Störung: Zum Beispiel ein Gefäßschaden oder eine bis dahin unerkannte Grunderkrankung.
Doch beachten Sie: Selbst wenn der Arzt eine organische Störung findet, ist es durchaus denkbar, dass zusätzlich psychologische Gründe für die Potenzstörung eine Rolle spielen.

Die urologische Standarduntersuchung

Die urologische Standarduntersuchung ist eine Routineuntersuchung, bei der der Arzt den Bereich der Genitalien und der damit zusammenhängenden Organe überprüft. Dazu gehört ebenfalls die rektale Untersuchung, die zwar etwas unangenehm, entgegen aller Vorurteile aber schmerzfrei ist. So kann überprüft werden, ob sich im Afterbereich Tumore befinden oder ob eventuelle Vergrößerungen oder Geschwulstbildung der Prostata vorliegen.
Zur genauen Untersuchung der Potenz können dann speziellere Checks erfolgen. So kann z.B. mit einem so genannten Rigiscan die Volumenschwankung des Gliedes gemessen werden. Dabei kann festgestellt werden, ob, wie lange und wie stark eine Erektion stattfindet. Diese spezielle Untersuchung ist allerdings nicht automatisch bei jedem Patienten erforderlich.

Der Gefäß-Check
Diagnose arterieller Störungen mit Ultraschall

Wie wichtig die Gefäße bei der Erektionsstörung sind, haben wir oben bereits gesehen. Der Check der Gefäße des Penis hat daher einen hohen Stellenwert bei der korrekten Klärung der Ursachen einer Erektionsstörung. Das Ergebnis kann durchaus die Empfehlung eines Herz-Checks zur Folge haben (siehe S. 29).

Um die Penisgefäße zu beurteilen, müssen sie in der Phase des Entstehens einer Erektion sein. Diese Phase wird bei der Untersuchung sozusagen künstlich erzeugt. Dazu erfolgt die Injektion einer gefäßerweiternden (vasoaktiven) Substanz in einen der Schwellkörper. Dies ist fast schmerzfrei. Der betreffende Wirkstoff erweitert die Penisgefäße und löst eine Erektion aus. Viele Urologen verwenden die Wirkstoffe Prostaglandin E1, Papaverin oder Phentolamin. Kommt es zu einer vollen Erektion, ist davon auszugehen, dass keine gravierende Störung des Gefäßsystems vorliegt.

Mithilfe der Doppler-Sonographie können nun die Gefäße gemessen werden. Der Arzt hält dazu einen »Schallkopf« auf bestimmte Arterien des Penis und misst so den Blutfluss in diesen Adern. Der ermittelte Blutfluss wird dann in ein bestimmtes Verhältnis zum am Oberarm gemessenen Blutfluss gesetzt, woraus sich der so genannte PBPI (Penile-Brachial-Pressure-Index) ergibt.

So weit die Theorie. Wichtig ist, dass Gefäßschäden leicht erkannt werden können und so eine entsprechende Empfehlung bzw. Behandlung erfolgen kann.

Diagnose von Nervenschäden

Sind Nervenschäden wahrscheinlich, kann heute durch spezielle Untersuchungen die Ursache oft recht genau geortet werden. Dazu ist manchmal auch die Zusammenarbeit zwischen Urologen und Neurologen nötig.

Diagnose des venösen Lecks durch Kavernosometrie und Kavernosographie

Hierbei handelt es sich um eine spezielle Untersuchungsmethode, um den Schwellkörper in seiner Funktion genau zu testen. Bei der Kavernosographie wird zu der Kochsalzlösung ein Kontrastmittel in beide Schwellkörper injiziert, so dass man mittels Röntgenaufnahmen überprüfen kann, wie die Flüssigkeit aus den Schwellkörpern abfließt. Die Anwendung der Kavernosometrie ist nur dann sinnvoll, wenn durch die Injektion gefäßerweiternder Substanzen keine Erektion erreicht werden konnte. Wegen der Verbesserungen in der Ultraschalldiagnostik ist diese Untersuchung heute nur noch in sehr seltenen Fällen erforderlich.

DIE BEHANDLUNG

Um es vorwerg bereits zu sagen: Erektionsstörungen können heute hervorragend behandelt werden. Die Behandlung ist einfach und in fast allen Fällen sehr erfolgreich.

Behandlung mit Medikamenten

■ Potenzpillen (PDE-5-Hemmer) – Sterne am Himmel der Therapie von Potenzstörungen

Selbst die Urologen haben es zunächst nicht geglaubt, als 1998 eine Pille gegen Impotenz auf den Markt kam: Viagra®! Heute sind die Tabletten gegen Impotenz erste Wahl zur Therapie der Erektionsstörung.

Viagra® (Wirkstoff Sildenafil) gibt es wie gesagt seit 1998, und die Erfahrungen damit sind bestens. Doch bereits fünf Jahre später gab es Konkurrenz – und zwar wirklich gute! 2003 kamen zwei weitere Medikamente aus der Wirkstoffgruppe der »PDE-5-Hemmer« auf den Markt: Tadalafil (Cialis®) der Firma Lilly und Vardenafil (Levitra®) von Bayer. Beide Wirkstoffe erzielen gute Effekte und zeigen vor allem andere pharmakologische Eigenschaften. Tadalafil hat eine lange Halbwertzeit und Vardenafil eine besonders schnelle und kräftige Wirkung. Somit stehen nun drei Medikamente aus dem Segment wirksamer Potenzmittel in Tablettenform zur Verfügung.

Doch wie wirken eigentlich diese Potenzmittel? Die Substanzen hemmen ein Enzym in der glatten Muskulatur des Penis, wodurch es zu einer besseren Durchblutung und damit auch zu einer erleichterten Erektion kommt. Die Wirkung tritt ca. 20-90 Minuten nach der Einnahme ein und hält wenigstens sechs Stunden an (je nach Wirkstoff).

Es kommt nicht zu einem Wirkungsverlust bei diesen Substanzen (wie z.B. bei Schmerzmitteln) – im Gegenteil: Bei einem Mann, der diese Medikamente über einen längeren Zeitraum eingenommen hat, klappt die Erektion auch ohne Medikament wieder deutlich besser (Reparatureffekt).

▶

Potenzprobleme sind nicht nur ein Problem für ihn, sie belasten auch die Partnerschaft.

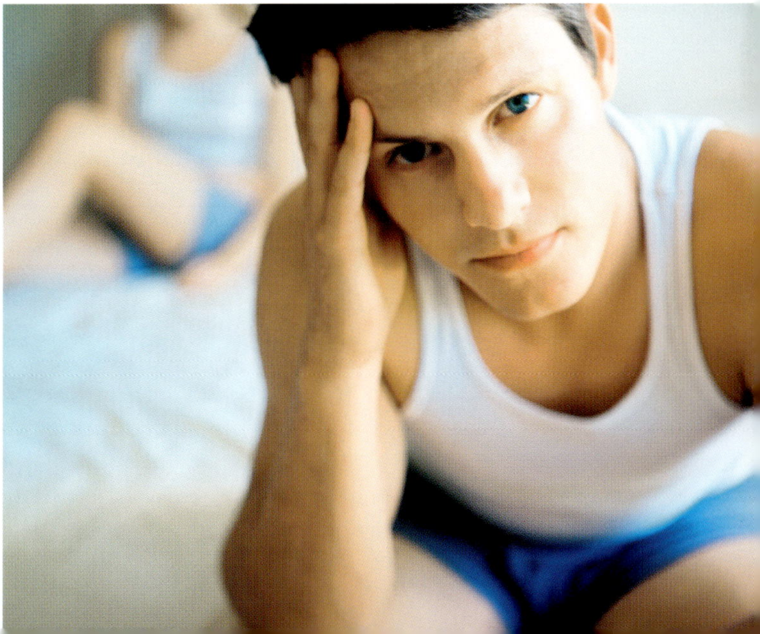

Oft wird bei diesen Medikamenten vermutet, sie würden die Lust steigern. Das ist jedoch ein weit verbreiteter Irrtum, denn ohne eine sexuelle Stimulation kommt es auch zu keiner Erektion. Der Mann wird also weder »lüstern«, noch bekommt er eine Erektion, die er gar nicht möchte.

Nebenwirkungen und Gefahren

Die Nebenwirkungen sind zumeist harmlos und schnell vergänglich. Am häufigsten treten Gesichtsrötungen, eine verstopfte Nase (wie bei Schnupfen) sowie Kopfschmerzen auf. Bei Tadalafil kommt es auch etwas häufiger zu Rückenbeschwerden. Bei Sildenafil hingegen treten in seltenen Fällen Farbsehstörungen (blau) auf, diese sind jedoch harmlos.

Wichtig ist, dass keinesfalls eine Kombination mit Nitraten (Medikamente für die Herzdurchblutung) erfolgen darf, denn dies kann im schlimmsten Fall sogar lebensgefährlich sein. Aus diesem Grunde ist auch eine Beratung durch einen kompetenten Mediziner (Urologen) sinnvoll und nötig. Das »Besorgen« der Medikamente (auch via Internet) ist höchst problematisch.

Interessant scheint ein neuer Therapieansatz zu sein, bei dem die Medikamente nicht erst bei »Bedarf«, sondern in geringen Dosen täglich eingesetzt werden.

SKAT – Die Schwellkörper-Autoinjektions-Therapie

Für die Injektionen von gefäßerweiternden (vasoaktiven) Substanzen verwendet man vor allem die Wirkstoffe Papaverin, Prostaglandin E1 und eine Mischung aus Papaverin und Phentolamin. Papaverin hat gegenüber anderen Mitteln den Nachteil, dass für eine befriedigende Wirkung eine höhere Dosis benötigt wird, und zudem besteht bei einer Dauerbenutzung die Gefahr einer Schädigung der Schwellkörper (Fibrose). Gelegentlich kommt es nach Injektion von Papavarin auch zu abnorm lang anhaltenden Erektionen (Priapismus). Die SKA-Therapie kann nach Training durch den Urologen gegebenenfalls auch zu Hause von dem Patienten oder von seiner Partnerin durchgeführt werden.

Medikamente in die Harnröhre (MUSE)

Hier wird ein Prostaglandin-Wirkstoff tief in die Harnröhre eingeführt, der dann in die Schwellkörper wandert und ähnlich wie bei der Injektion eine Erektion auslöst. Vorteil der Methode: Der Mann muss selbst keine Injektion vornehmen. Nachteile: Der Wirkstoff verursacht ein Brennen in der Harnröhre und die langfristigen Folgen der Prostaglandinwirkung sind noch nicht geklärt. Zum Schutz der Frau vor der Prostaglandin-Wirkung muss ein Kondom getragen werden.

Andere Methoden

Hormontherapie

Eine Zeitlang galt die Einnahme des männlichen Sexualhormons Testosteron als Geheimtipp zur Behebung von Erektionsstörungen. Heute scheint jedoch erwiesen, dass die Zufuhr von künstlichem Testosteron nur dann sinnvoll ist, wenn der Körper es nicht in ausreichender Menge selber produziert, sprich, wenn eine Unterfunktion der Keimdrüsen (Hypogonadismus) vorliegt. Ist ein Hormonmangel als Ursache der Erektionsstörung bewiesen, so ist eine Hormonbehandlung jedoch sehr effektiv.

- **Vakuum-Sauggeräte**

Bei dieser Methode wird der Penis in einen Zylinder geschoben, in dem ein Vakuum erzeugt wird. Dadurch wird Blut in den Penis gesaugt. Sobald eine Versteifung erreicht ist, wird ein Gummiring um die Peniswurzel gelegt, der verhindert, dass das Blut abfließt und die erzeugte Erektion somit gehalten werden kann. Der Nachteil: Das Glied ist zwar steif, aber auch kalt und wackelt an der Wurzel. Insgesamt zudem eine etwas umständliche Prozedur.

- **Penisprothese – die operative Lösung**

Wenn keine der anderen Methoden zu einem befriedigenden Ergebnis führt, kann eine Penisprothese oder besser Schwellkörperprothese eingesetzt werden. Hierbei werden Prothesen meist aus Silikon in den Schwellkörper implantiert. Diese Prothesen können so steif sein, dass sie in die passende Richtung »gebogen« werden können, oder sie sind mit einem komplizierten Pumpmechanismus ausgestattet, der eine Versteifung auf Wunsch ermöglicht. Der entscheidende Nachteil der Methode ist, dass bei der Operation das Gewebe der Schwellkörper zerstört wird. Andere Methoden sind nach der Implantation einer Schwellkörperprothese nicht mehr möglich.

- **Operation bei arteriellen Zuflussstörungen**

Bei Störungen des arteriellen Blutflusses wird in vielen Fällen eine Arterie, die das Gewebe in der Nähe des Schambeins versorgt, mit der Arterie der Schwellkörper verbunden. Somit gelangt ein zusätzlicher Blutstrom in den Penis. Die langfristigen Erfolge dieser Operationsmethode sind aber wenig überzeugend.

- **Operation bei venösen Lecks**

Bei einer normalen Erektion wird der Blutabfluss über die Penisvenen gehemmt. Eine ungenügende Ausdehnung der Schwellkörper kann dazu führen, dass die Venen nicht verschlossen werden und zu viel Blut aus dem Penis in den Körper zurückfließt. Eine ausreichende Erektion ist dann unmöglich. Mediziner bezeichnen diese Störung als »venöses Leck«.

Bei der Operation wird die Haut über der Peniswurzel eröffnet und die dortigen Venen verschlossen. Auch diese Operation kann keine guten Langzeitergebnisse aufweisen und wird daher nur in Sonderfällen durchgeführt.

Behandlung psychischer Probleme

Bei jüngeren Männern ist die Wahrscheinlichkeit recht hoch, dass psychische Probleme und Hemmungen hinter einer Potenzstörung stecken, wenn die Gefäße ein normales Bild zeigen. Aber auch bei älteren Männern können psychische

POTENZMEDIKAMENTE: VOM HERZMEDIKAMENT ZUR POTENZPILLE

Die PDE-5-Hemmer Viagra®, Cialis® und Levitra® stellen eine Revolution in der Behandlung von Impotenz dar. Diese neuen Potenzmittel haben die »traditionellen« Aphrodisiaka sowie die meisten mechanischen Hilfsmittel weitgehendst verdrängt. Die Entdeckung von Viagra® erfolgte dabei eher zufällig: Während der Forschungsarbeiten für ein neues Herzmedikament beobachteten die Wissenschaftler eher zufällig eine besondere Nebenwirkung: In 80 Prozent der Fälle stellte sich bei den behandelten Männern ungefähr eine Stunde nach Einnahme des Medikamentes eine leichte Erektion ein. Also änderten die Wissenschaftler kurzerhand die medizinische Zielvorgabe: Nicht mehr als Herzmedikament, sondern als Potenzpille wurde der Wirkstoff »Sildenafil« eingesetzt.
Ohne Lust auf Sex wirkt aber auch die Wunderpille nicht, denn die Wirkung erfolgt nur am Penis direkt. Auf das Lustzentrum im Gehirn hat das Medikament keinen Einfluss. Als Lust steigerndes Aphrodisiakum eignet es sich also nicht.
Vorsicht ist geboten: Hierzulande ist Viagra® rezeptpflichtig. Zu den harmloseren Nebenwirkungen gehören Kopfschmerzen. Die »Herzangst« hingegen resultiert aus Problemen, die in Kombination mit bestimmten Herzmedikamenten auftreten können. Sprechen Sie also vor der Einnahme in jedem Fall mit einem Arzt, der sich auskennt.
In Studien konnte gezeigt werden, dass diese Medikamente nach wie vor auch positive Effekte auf das Herz haben.

Probleme im Vordergrund stehen, etwa wenn die Beziehung zu ihrer Partnerin sich in einer Krise befindet, sie eine neue Partnerin kennen lernen oder wenn ihnen ihre bisherige Partnerin nicht mehr so begehrenswert erscheint wie früher.
Falls diese Männer in Abwesenheit ihrer Partnerin ohne weiteres eine Erektion bekommen, z.B. durch Selbststimulation, und wenn morgendliche Erektionen vorhanden sind, spricht vieles dafür, dass kein organischer Schaden vorliegt.
Da die Behandlung der psychischen Probleme bei Potenzstörungen nur individuell durchgeführt werden kann, gibt es kaum Standards, die man an dieser Stelle beschreiben könnte. Erektionsstörungen sind jedoch in aller Regel nicht nur ein Problem des Mannes, daher sollte man eventuell auch die Partnerin in eine psycho- oder sexualtherapeutische Behandlung mit einbeziehen. Fragen Sie Ihren Urologen oder Hausarzt nach einem geeigneten Therapeuten.

Männliche Unfruchtbarkeit (Infertilität)

Oft mit Erektionsstörungen verwechselt: die männliche Unfruchtbarkeit. Störungen der Samenbildung können völlig unabhängig von der Erektionsfähigkeit des Penis zur Unfruchtbarkeit des Mannes (Infertilität) führen.

Bei jedem dritten unfreiwillig kinderlosen Paar liegt eine Infertilität des Mannes vor. Das Sperma besteht aus der Samenflüssigkeit (Sekret der Prostata und anderer Drüsen) und den Samenfäden (Spermien). Die Samenflüssigkeit dient dabei dem Transport, der Ernährung und dem Schutz der Spermien. Zum Teil sind die Spermien selbst das Problem (zum Beispiel zu geringe Zahl, fehlende oder eingeschränkte Beweglichkeit), manchmal liegen die Ursachen aber auch in einer veränderten Zusammensetzung der Samenflüssigkeit, die die Lebenszeit der Spermien verkürzt.

Ursachen

Die häufigsten Ursachen für Unfruchtbarkeit bei Männern sind:

- Entzündungen von Hoden, Nebenhoden oder Prostata
- Temperatureinfluss: Die Idealtemperatur für Spermien liegt ca. 1 °C unterhalb der normalen Körpertemperatur, deshalb fühlt sich der Hodensack auch etwas kühler an. Steigt die Temperatur im Hoden, wirkt sich dies negativ auf die Spermien aus. Krampfadern am Hoden (anatomisch bedingt fast nur auf der linken Seite) können solche Temperaturerhöhungen verursachen.
- Bei einem Hodenhochstand sind die Hoden im Kindesalter nicht von der Nierenregion (wo sie entstehen) vollständig in den Hodensack hinabgewandert. Oft bleiben sie in der Leiste »hängen«. Der Hodenhochstand muss früh behandelt werden (bis zum 2. Lebensjahr), sonst kann Unfruchtbarkeit die Folge sein.
- übermäßiger Alkoholgenuss
- Stress
- genetische und hormonelle Störungen: Chromosomenanomalien, wie zum Beispiel Morbus Down (Trisomie 21)

Potenzmedikamente können durchaus positive Auswirkungen auf das Herz haben. Sprechen Sie vor der Einnahme dennoch mit Ihrem Arzt.

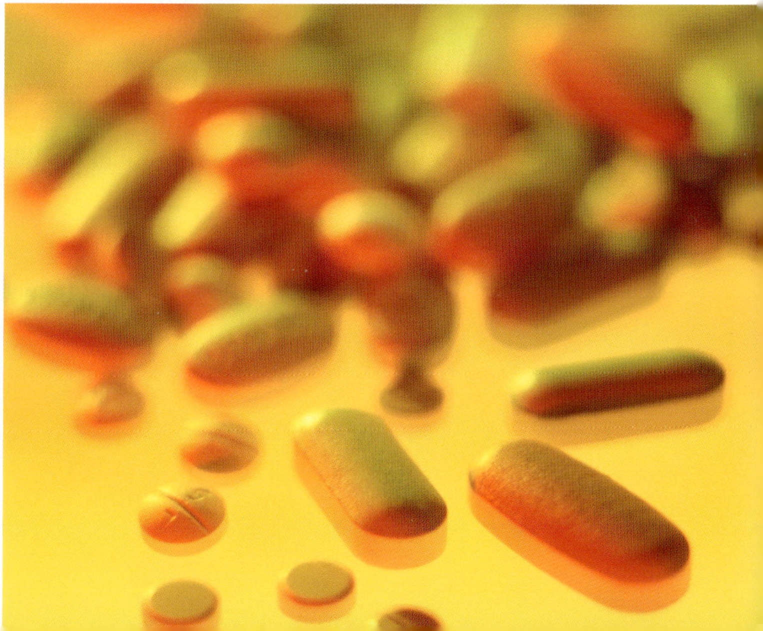

- Medikamente, wie zum Beispiel Chemotherapeutika
- Umweltgifte: ein weites Feld, angefangen bei Schwermetallen bis hin zu Dioxinen.

Diagnose

Zur Diagnose der Unfruchtbarkeit erfolgt eine Untersuchung des Mannes und eine Ultraschalluntersuchung der Hoden. Wichtige Hinweise liefert dann das so genannte Spermiogramm. Hier werden die Spermien hinsichtlich Zahl, Form und Beweglichkeit mikroskopisch untersucht. Eine bakteriologische und biochemische Untersuchung der Samenflüssigkeit sowie eine Hormonbestimmung im Blut sind ebenfalls Standarduntersuchungen. In Einzelfällen wird die Diagnostik um eine genetische Untersuchung oder die feingewebliche Analyse einer Hodenbiopsie (Gewebeprobe) ergänzt.

Therapie

Sofern eine ursächliche Behandlung der Infertilität möglich ist (Krampfadernoperation, Hormongabe, Alkohol- und Nikotinentzug etc.), besteht die Chance auf eine ausreichende Normalisierung des Spermiogramms. In anderen Fällen können verschiedene Methoden der künstlichen Befruchtung in Frage kommen. Ein neues und erfolgversprechendes Verfahren ist die KryoTESE. Damit können bei etwa 50 Prozent der Männer, die laut Spermiogramm unfruchtbar sind, aus dem Hodengewebe dennoch befruchtungsfähige Spermien isoliert und für eine eventuelle künstliche Befruchtung konserviert werden. Zuständig für Diagnostik und Therapie der männlichen Unfruchtbarkeit sind darauf spezialisierte Ärzte (meist Urologen).

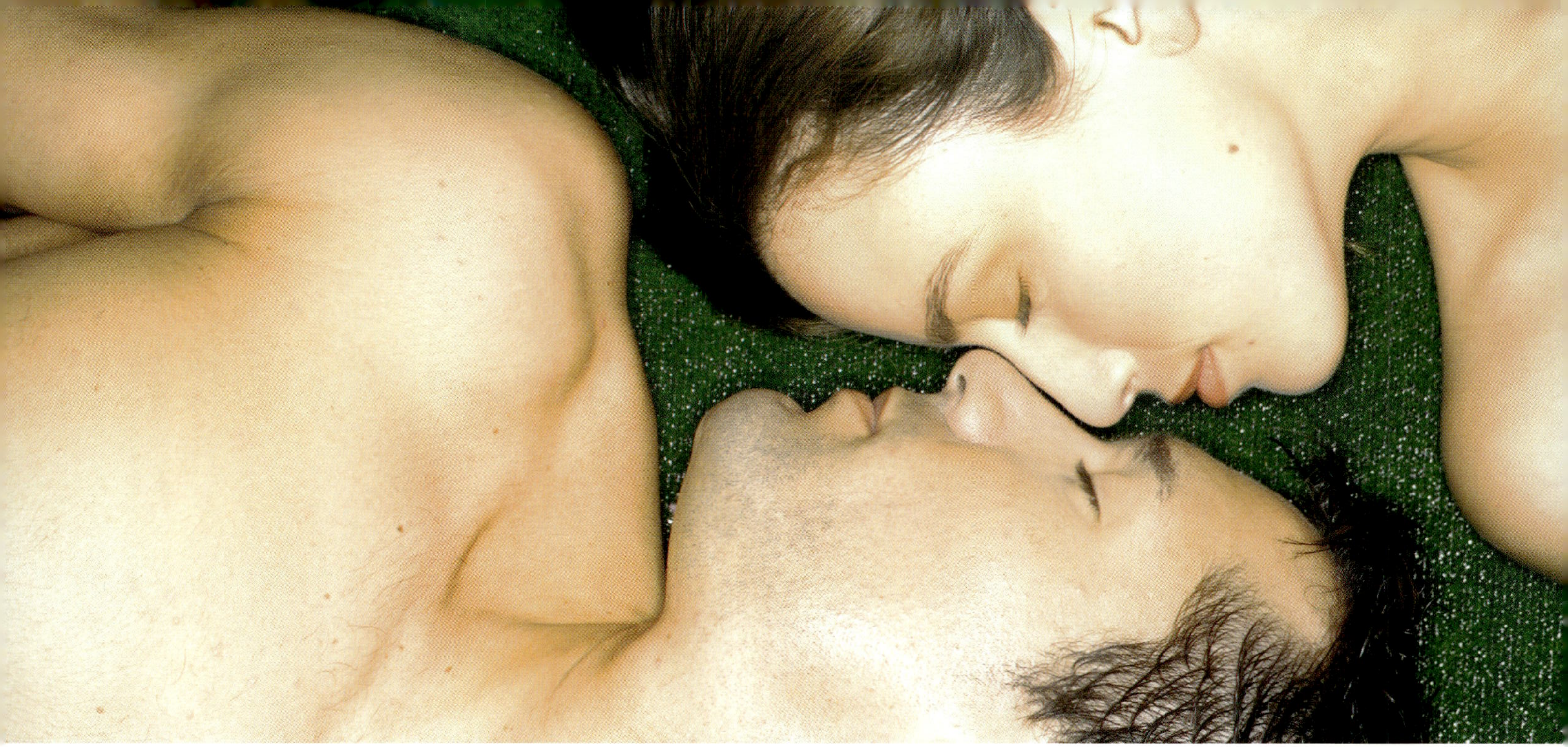

AUF EWIG JUNG?

WIE MANN IM KAMPF UM EIN LANGES LEBEN AUFHOLEN KANN

40 – DIE MAGISCHE ZAHL ...

Offenbar ist der Mann – biologisch gesehen – von der Evolution für ein kürzeres Leben gebaut worden! Streng genommen scheint die Natur der Meinung zu sein, dass der Mann von dem Moment an überflüssig ist, da er Nachkommen gezeugt und für deren Aufzucht gesorgt hat.

Mit anderen Worten: Eigentlich hat der Mann mit spätestens Mitte 40 seine Schuldigkeit getan. So scheint es die Natur jedenfalls vorgesehen zu haben. Wie anders wäre es zu erklären, dass sich ausgerechnet jenes Hormon, dass den Mann zum Mann macht, das im Hoden gebildete Testosteron, jenseits der 40 bei vielen (nicht unbedingt bei allen) Männern in einem rapiden Sinkflug befindet? Bis es im Körper schließlich nur noch Werte aufweist, die in etwa einem Drittel der Werte eines 20-Jährigen entsprechen. Und wie anders wäre es zu erklären, dass Männer insgesamt organisch sehr viel häufiger frühere und intensivere medizinische Schädigungen und Verschleißerscheinungen aufweisen als Frauen? Die Natur scheint den Mann eher als einen Existenz-Sprinter zu sehen, weniger als einen Lebens-Langläufer.

Dumm gelaufen: Die Natur sieht im Mann leider einen Existenz-Sprinter, keinen Lebens-Langläufer!

Die Segnungen der modernen Medizin

Tatsache ist, dass wir Männer gegen den offenkundigen Willen der Natur durchschnittlich gut 30 Jahre älter, nämlich rund 74 Jahre alt werden und dass Frauen sogar (auch sie sind von Natur aus nicht für dieses biblische Alter vorgesehen) 82 statistische Jahre alt werden. Das hat aber nichts oder nur sehr selten etwas mit der robusten biologischen Grundausstattung der Menschen zu tun. Es ist vor allem den Errungenschaften der modernen Medizin zu verdanken. Impfungen, Antibiotika, moderne Behandlungs- und Operationsmethoden und vieles mehr haben zu einer drastischen Alterszunahme der Menschen geführt. Im Jahr 2025 werden ca. 50 Prozent der Bevölkerung in den Industrieländern älter als 45 Jahre sein.

URSACHEN DES ALTERNS

Es wird Sie vielleicht überraschen, aber die Vorstellung, dass Altern und die typischen mit zunehmendem Alter auftretenden Krankheiten weitestgehend genetisch vorprogrammiert sind, ist zu großen Teilen falsch. Die Annahme liegt zwar nahe, weil viele Menschen im Alter mehr oder weniger an den gleichen Symptomen leiden. In der Tat ist die Lebensdauer der meisten

Altern ist nur zu ca. 35 Prozent genetisch gesteuert.

Körperzellen begrenzt und ihr Tod vermutlich tatsächlich genetisch vorprogrammiert. Daher geht man heute davon aus, dass ein Mensch trotz einer optimalen und technisch immer ausgereifteren medizinischen Versorgung auch in Zukunft nicht älter als 120 Jahre werden kann. Allerdings ist man dem Altersgen schon auf die Spur gekommen. Bleibt die spannende Frage, ob man es in Zukunft wird »ausknipsen« können.

Alles in allem ist Altern aber lediglich zu etwa 35 Prozent ein genetisch gesteuerter Prozess. Für den Rest der vor allem im Alter zunehmenden Krankheiten, Gewebealterungen und Verschleißerscheinungen ist nicht das Genom selbst verantwortlich, sondern weitestgehend Schäden. Diese Gen-Defekte können zwar durch eine erbliche Belastung ebenfalls vorprogrammiert sein (z.B Krebs, Diabetes oder Arthrose), sie können aber vor allem auch durch äußere Einflüsse (z.B. Umweltgifte) und durch die Lebensführung des Menschen selbst ausgelöst werden.

Der Alterungsprozess kann durchaus selbst beschleunigt werden. Zur Veranschaulichung einige einfache und nachvollziehbare Beispiele, wie Mann sein Altern unnötig provoziert: Wer sich mehrfach im Jahr wochenlang im Urlaub lang anhaltend dem Sonnenlicht, also einer intensiven UV-Strahlung aussetzt, provoziert nicht nur Hautkrebs, sondern auch eine beschleunigte Gewebe- und Hautalterung.

Auch ein zu hoher Alkoholkonsum und eine ungesunde Ernährung führen zu vorzeitigem Altern. Besonders mangelnde Bewegung lässt den Alterungsprozess galoppieren. Nur etwa fünf Prozent der 50-Jährigen treiben regelmäßig Sport. Einen sehr gravierenden Einfluss hat auch das Rauchen: Wer sein Leben lang raucht, provoziert durch die jahrzehntelange Überflutung seines Körpers mit den inhalierten Giften und Benzolen nicht nur einen ab dem 60. Lebensjahr häufig auftretenden Lungenkrebs – nach einer Studie des englischen Imperial Cancer Research Funds sterben 16 Prozent aller Raucher bis zu ihrem 75. Lebensjahr an Lungenkrebs. Unter den Nichtrauchern sind es nicht einmal ein halbes Prozent. Ein solcher Lebenswandel beschwört auch eine Gewebealterung im Allgemeinen und eine Alterung der Hoden im Besonderen herauf. Letzteres kann auf den Testosteronspiegel und damit auf das männliche Wohlbefinden und die männliche Gesundheit erhebliche Auswirkungen haben. Ersteres sowieso.

20 Jahre lang 40 sein

Der Traum des ewigen Lebens ist so alt wie die Menschheit selbst – er wird sich also wohl kaum noch erfüllen. Ein wesentliches Mittel, dem Altern vorzubeugen, ist aber die Bewegung, insbesondere das Krafttrainig. Daneben ist eine qualitativ hochwertige und vernünftige Ernährung der Schlüssel dafür, dass man es wirklich schaffen kann: 20 Jahre lang 40 sein!

WAS MAN BEI EINER HORMONTHERAPIE BEACHTEN SOLLTE

Drei Dinge sollten Sie beachten, wenn Sie eine Testosteron-Therapie erwägen:

- Nicht jeder Mann ist ein Kandidat für eine Hormonersatztherapie! Zum einen sollten jüngere Männer in der Testosteron-Therapie keine Möglichkeit sehen, sich künstlich dem in allen Köpfen vorherrschenden, vor Kraft strotzenden, potenten, durch und durch männlichen Idealtypus von Mann zu nähern. Zum anderen ist auch nicht jeder über 60-Jährige gesundheitlich auf eine Hormontherapie angewiesen. Lediglich wer einen deutlich zu niedrigen, gesundheitlich beeinträchtigenden Hormonspiegel hat, sollte über eine entsprechende Therapie nachdenken und sich bei einem spezialisierten Arzt darüber informieren.
- Die Behandlung mit Testosteron stellt keinen Ausgleich für einen ansonsten gesundheitsschädlichen Lebensstil (Rauchen, Alkohol, Mangel an Bewegung) dar. Als Anti-Aging-Therapie ist sie nur ein Baustein unter vielen Maßnahmen und wird wegen der komplexen biologischen Zusammenhänge nur dann erfolgreich sein, wenn man begleitend für eine Minderung von Stress sorgt, auf eine gesunde Ernährung achtet und ein entsprechendes Muskeltraining durchführt. Nur dann hat eine solche Hormonersatztherapie eine Chance auf Erfolg.
- Wegen der gravierenden individuellen Spannbreiten ist es sehr schwierig, allgemein gültige Aussagen über die Wirkung von Testosteron zu machen. Auch in der seriösen Fachliteratur wird man kaum allgemeine Aussagen für die individuelle Beratung des einzelnen Mannes finden. Die Auslegungen von Symptomen eines etwaigen Testosteronmangels fallen individuell sehr unterschiedlich aus. Vor allem die Ergebnisse der Labordiagnostik müssen im Zusammenhang mit den individuellen Lebensbedingungen des einzelnen Patienten interpretiert werden. Und nur wer über eine ausreichende Sachkenntnis verfügt, wird eine entsprechende Diagnose und Therapie ergebnissicher durchführen können. Man sollte sich also nur an wirklich sachkundige (Männer-) Ärzte wenden (siehe S. 9).

Testosteronmangel

Ob nun durch normale alterungsbedingte Gewebeschädigungen oder durch äußere und vom Menschen nicht lenkbare Einflüsse: Wenn die Drüsenfunktion der Hoden mit zunehmendem Alter nachlässt, kann dies für den betreffenden Mann weit reichende Folgen haben. Denn das hier gebildete Testosteron ist für eine Vielzahl von Körperfunktionen mit verantwortlich.

Der Rückgang des Hormons hat entsprechende Auswirkungen: Männer mit einem zu niedrigen Testosteron-Spiegel können sich kraftlos fühlen, leiden darunter, kaum noch Lust auf Sex entwickeln zu können, hinzu kommen Depressionen, Schlafstörungen und nicht selten auch Osteoporose.

Für den Mann ist diese Entwicklung jedoch wesentlich problematischer als die vergleichbare Phase bei der Frau. Bei den Frauen sind die klimakterischen Beschwerden gesellschaftlich anerkannt, und auch die medizinische Behandlungsbedürftigkeit wird respektiert. Ältere Herren hingegen setzen sich der Gefahr aus, belächelt oder selbst vom Arzt nicht ernst genommen zu werden, wenn sie über Hitzewallungen, Antriebslosigkeit, Gereiztheit, nachlassende Libido und Potenz oder Depressionen klagen.

Die Funktionen von Testosteron im männlichen Körper

Testosteron ist das ausschlaggebende Hormon, das den Mann von der Frau unterscheidet, auch wenn die hormonellen Unterschiede lediglich quantitativer Natur sind. So kommen die männlichen Hormone nicht nur im männlichen Körper vor, sondern ebenso im Körper der Frau – allerdings in einer viel niedrigeren Konzentration. Umgekehrt bildet der Mann auch das weibliche Östrogen. Und das immerhin in einer Konzentration, die in etwa halb so hoch ausfällt wie bei der Frau. Östrogen erfüllt im männlichen Organismus auch eine ähnliche Schutzfunktion gegen Krankheiten wie Osteoporose und Alzheimer wie bei der Frau.

DER »KOMPLEXE ANDROGENMANGEL«

Immer mehr Männer gehen vor allem in ihrem Beruf bis an ihre Belastungsgrenze. Diese andauernde physische und psychische Überforderung betrifft typischerweise die Altersgruppe zwischen dem 40. und 50. Lebensjahr und kann zu einer drastischen Senkung des Testosteronspiegels führen. Dieser »Komplexe Androgenmangel« wird durch einen Ausfall der hormonellen Steuerung im Gehirn verursacht: Der hormonelle Regelkreis zwischen Hypothalamus, Hirnanhangdrüse (Hypophyse) und Hoden wird nachhaltig oder auch nur phasenhaft gestört. Der »Komplexe Androgenmangel« betrifft also in der Regel solche Männer, die sich im entscheidenden mittleren Lebensalter für ihre Karriere geradezu aufreiben. Man schätzt, dass von diesem Syndrom ungefähr fünf bis zehn Millionen Männer betroffen sind.

Die verschiedenen Hormone übernehmen also verschiedene Funktionen im Körper. Mittlerweile weiß man, dass das Testosteron während der Pubertät eine große Zahl von Körpervorgängen steuert, zum Beispiel die Penisgröße. Man sollte es nicht glauben, aber für die Penisgröße des Erwachsenen ist tatsächlich die während der Pubertät gebildete Testosteronmenge entscheidend. Nach der Pubertät ist die Größe des männlichen Gliedes jedoch weder durch Testosteron noch sonstwie beeinflussbar.
Aber auch später im Erwachsenenalter erfüllt das Männlichkeitshormon viele Funktionen. So wirkt sich der Testosteronspiegel auf die Körpergröße, die Körperbehaarung und die seelische Stimmung aus.
Wir wollen einzelne Wirkungen des Testosterons zeigen, die sich bei einem Mangel an Testosteron durch eine Hormontherapie weitestgehend ausgleichen lassen.

Muskulatur

In der Pubertät beginnt die männliche Muskulatur deutlich zu wachsen. Die Anzahl der Muskelzellen wird genetisch gesteuert und Testosteron ist an diesem Prozess in keiner Weise beteiligt. (Was übrigens immer noch von Sportlern hin und wieder missverstanden wird, die glauben, die Anzahl ihrer Muskelzellen mit Hilfe von Testosteron erhöhen zu können.) Es findet also keine Zellvermehrung statt, sondern das Testosteron sorgt für eine Vergrößerung der einzelnen Muskelzelle, indem es über die Eiweißproduktion eine Einlagerung von aus Protein bestehenden Energiespeichern ermöglicht.
Sinkt nun der Testosteronspiegel mit zunehmendem Alter, kann das einen gravierenden Muskelrückgang zur Folge haben. Durch die Zugabe von Testosteron können die gealterten Muskelzellen wieder mit Proteinen, also mit Energie »aufgetankt« werden. Damit einher geht entsprechend eine Erhöhung der Kraft, die vom Muskel abgerufen werden kann. Aber Vorsicht: Die Einnahme von Testosteron sollte nur unter genauer Kontrolle des Arztes erfolgen. Dieser wird Ihnen allerdings nur bei einem nachweisbar zu niedrigen Hormonspiegel eine Hormontherapie anraten. Wollen Sie einfach nur Ihre im Alter erschlafften Muskeln wieder aufbauen, sollten Sie lieber ein vernünftiges Krafttraining betreiben.

Knochen – Osteoporose

Früher wurde die Osteoporose noch als eine reine Frauenkrankheit betrachtet, die vor allem durch den Hormonabfall im Anschluss an die Wechseljahre (Klimakterium) hervorgerufen wird. Heute weiß man aber, dass Männer ebenso von der Osteoporose betroffen sein können. Scheinbar fehlt dem Mann die vermutete Schutzwirkung des zweiten X-Chromosoms, das die Frau besitzt.

Wie am Muskel, kann Testosteron bei Männern, die in die Jahre gekommen sind, eine vergleichbar positive Wirkung auch am Knochen ausüben. Testosteron kann nämlich einen Einfluss auf die Knochenmasse ausüben, indem es die Aktivität der Knochen aufbauenden Zellen (Osteoblasten) steigert. Im Gegenzug scheint es die Wirkung der Knochen abbauenden Zellen (Osteoklasten) zu hemmen. Durch die Gabe von Testosteron lässt sich also ein Knochenverlust verhindern.

Blutgefäße und Blutfettwerte

Testosteron hat einen entscheidenden Einfluss auf die Qualität der Blutgefäße. Früher war man der Überzeugung, dass Testosteron für die erhöhte Herzinfarktrate bei Männern verantwortlich sei. Mittlerweile belegen neuere Studien, dass diese Annahme falsch ist. Im Gegenteil – Testosteron schützt offensichtlich die Gefäße und beugt somit einem erhöhten Infarktrisiko vor. Vermutlich wirkt sich Testosteron ebenso positiv auf die Innenhaut und die Muskulatur der Blutgefäße aus und erhöht deren Elastizität.
Auch die Blutfettwerte können durch die Gabe von Testosteron positiv beeinflusst werden. Es sorgt bei richtiger Dosierung für eine Vermehrung des so genannten »guten« HDL und damit für ein besseres Mengenverhältnis zum so genannten »schlechten« LDL-Cholesterin. Diese Wirkung kann sich allerdings bei einer zu hohen Dosierung in ihr Gegenteil umkehren. Eine entsprechende Kontrolle (siehe S. 30) ist also notwendig.

Sexualität und Erektionsstörungen

Ein zu niedriger Testosteronspiegel kann ursächlich auch an einer Potenzstörung beteiligt sein. Erstes Anzeichen von nachlassender Potenz ist oftmals das Ausbleiben der morgendlichen Erektion. Bei 60-Jährigen, deren Testosteronspiegel oft nur noch 30 Prozent der Hormonmenge junger Männer aufweist, sind selten auftretende morgendliche Erektionen nichts Ungewöhnliches. Und wenn es dann auch abends im ehelichen Gemach zunehmend zu entsprechenden »erektilen Funktionsstörungen« kommt, lässt so mancher Mann auch den Kopf hängen. Viele Männer leiden still und doch deutlich spürbar unter diesen als »Versagen« empfundenen Potenzstörungen.
Bei niedrigen oder grenzwertigen Hormonspiegeln können – wenn andere organische oder rein psychische Ursachen auszuschließen sind, durch die Gabe von Testosteron deutliche Verbesserungen auf sexueller Ebene erreicht werden. Eine solche Verbesserung stellt sich dann bald auch auf emotionaler Ebene ein.

Wie es zum Hormonmangel kommt ...

Zu einem zu niedrigen Testosteron-Spiegel kann es aus drei verschiedenen Gründen kommen:

1. Sowohl Infektionskrankheiten, wie Mumps oder Tuberkulose, als auch Verletzungen können die Hoden, wo das Testosteron gebildet wird, schädigen. Die Folge kann sein,

dass die Hormonproduktion nur noch eingeschränkt funktioniert. Dies macht sich oftmals aber erst später bemerkbar, wenn z.B. im Rahmen der Klärung einer Unfruchtbarkeit auffällt, dass kaum noch oder gar keine Spermien mehr gebildet werden.

2. Altersbedingte Gewebeveränderungen können zu einer Funktionsstörung der Drüsen führen. Hier ist die »Hormondrüse Hoden« besonders betroffen. Die Folge ist ein Sinken des Testosteronspiegels. Aus diesem Grund werden bei einem 60-Jährigen oft nur noch rund 30 Prozent der Testosteronmenge eines 20-Jährigen produziert.
3. Starke psychische und körperliche Belastungen infolge schwieriger Lebensumstände (Job, Trauerfall in der Familie etc.) können den hormonellen Regelkreis zwischen Hypothalamus, Hirnanhangdrüse (Hypophyse) und Hoden empfindlich stören. Die Folge ist ein so genannter »Komplexer Androgenmangel«.

Die Diagnose

Zunächst ist es wichtig zu wissen, dass der Alterungsprozess individuell sehr unterschiedlich verläuft. Jeder Mensch ist mannigfachen positiven und negativen Umwelteinflüssen ausgesetzt, die sich in ihrer Summe ebenfalls individuell auswirken.

- Bevor man sich also zu einer Hormonersatzbehandlung – oder irgendeiner anderen Anti-Aging-Maßnahme – entschließt, muss der behandelnde Arzt zunächst einmal abklären, ob überhaupt ein Testosteronmangel vorliegt und welche Ursachen ihm zugrunde liegen. Ist der Testosteronspiegel im Blut tatsächlich zu niedrig, muss der Arzt darüber hinaus feststellen, ob dieser Befund mit den typischen Hormonmangelsymptomen in Einklang steht.
- Der Testosterongehalt unterliegt rhythmisch verlaufenden Tagesschwankungen. Es sollten deshalb möglichst immer zwei Messungen durchgeführt werden, die am Morgen zwischen 8 Uhr und 10 Uhr erfolgen.
- Doch der reine Testosteronwert sagt noch wenig. Zur Diagnostik vor einer Hormontherapie gehört eine möglichst standardisierte Erfassung der Symptome, die den Mann plagen. Nur so kann später entschieden werden, ob die Therapie erfolgreich war.
- Die gesamte Diagnostik sollte zudem in Form einer Dokumentation festgehalten werden. In der Regel legt man dazu ein »Dokumentations-Checkheft« an, das auch während der gesamten Hormonersatztherapie konsequent weitergeführt wird.
- Um mögliche Sekundärfolgen wie Prostataerkrankungen auszuschließen, sollte man vor dem Beginn der Hormonersatztherapie vor allem das dem Testosteron eng verwandte Hormon Dihydrotestosteron labortechnisch messen lassen. Dihydrotestosteron spielt bei der Entstehung von Prostatakrebs eine wichtige Rolle.

- Darüber hinaus sollte, um auszuschließen, dass nicht bereits ein Prostatatumor besteht, der Prostatatumormarker PSA eingesetzt und während der gesamten Therapie eine regelmäßige Bestimmung vorgenommen werden.

Die Therapie

- Die Testosterongabe kann in verschiedener Form erfolgen. Es können hormonhaltige Pflaster, Salben bzw. Gele oder auch Spritzen verabreicht werden. In welcher Form die Testosterontherapie für Sie sinnvoll ist, sollten Sie mit Ihrem Arzt besprechen. Im Allgemeinen kann gesagt werden, dass sich Pflaster und Salben bzw. Gele gut zur Eigentherapie eignen. Hautreaktionen sind möglich, sie treten vor allem bei Pflastern auf. Bei den modernen Testosteron-Gelen (Andrortop®, Testoderm®, Testim®) sind Hautreaktionen eher selten.
  Spritzen gibt es in zwei Varianten, und zwar einerseits mit dreiwöchiger, andererseits mit dreimonatiger Wirkung.
- Eine Kontrolluntersuchung soll während der Therapie nach sechs bis acht Wochen erfolgen. Dabei sollte nicht nur der Testosteronspiegel, sondern auch der DHT-Spiegel ermittelt werden, wobei es ratsam ist einen überhöhten DHT-Spiegel zu vermeiden. Steigt der DHT-Spiegel zu stark an, kann eine Behandlung mit spezifischen Medikamenten sinnvoll sein (sog. Alpha-Reductasehemmer).
- Nach drei Monaten sollten behandelnder Arzt und Patient die bis dahin erzielte Wirkung der Hormonersatzbehandlung bewerten. Erneut werden Testosteron- und DHT-Spiegel labortechnisch ermittelt. Auch der Cholesterinspiegel (differenziert nach HDL und LDL), die Blutfette und die PSA-Werte werden bestimmt. Später werden diese Kontrollen nur noch alle sechs Monate durchgeführt.

Das Ziel der Hormonersatztherapie besteht darin, einen gesunkenen Testosteronspiegel wieder auf eine Blutkonzentration von sechs bis zehn Nanogramm pro Milliliter anzuheben, was dem Testosteronspiegel eines 25- bis 30-Jährigen gesunden Mannes entspricht und somit das Wohlbefinden des Mannes wieder steigert.

STRESSFÄHIGKEIT, GRUNDSTIMMUNG UND SEXUALITÄT

Eine Hormonersatztherapie erhöht auch die Stressfähigkeit des Organismus. Der nachhaltigste Effekt der Testosteron-Therapie besteht jedoch in der Aufhellung der generellen Grundstimmung. Lustlosigkeit, Depressionen und Inaktivität lösen sich oftmals in Luft auf.
Warum sich im Zuge der Hormonersatztherapie auch ein – in Einzelfällen geradezu euphorisierender – positiver Einfluss auf Potenz und Sexualität bemerkbar macht, ist bis heute zwar nicht wissenschaftlich genau erklärbar, wird aber von erfahrenen Medizinern nicht bestritten. Er stellt aber für die

betroffenen Männer eine der angenehmsten »Nebenwirkungen« der Testosterontherapie dar.

Die Kosten

Das Absinken des Hormonspiegels wird in Deutschland kaum als Erkrankung betrachtet, weshalb die Kosten für die Hormonersatztherapie selten von den gesetzlichen Krankenkassen übernommen werden. Die Kosten der Testosterontherapie belaufen sich auf 1,50 bis 2,– Euro pro Tag. Wenig, wenn man bedenkt, dass eine Packung Zigaretten 5 Euro kostet. Also eine gute Geldanlage, wenn sie gar nicht mehr oder zumindest weniger rauchen und dafür in Ihre Gesundheit und Ihre Lebensqualität investieren.

FAZIT

Jung bleiben heißt vor allem eins: gesund bleiben!

Die aufgezeigten Vorzüge einer Testosteron-Therapie sind, wie bereits erwähnt, nur ein Baustein zu einem längeren Leben. Auch der Einsatz anderer Hormone kann sinnvoll sein. Dazu gehören zum Beispiel Melatonin, Serotonin und das Wachstumshormon. Auf Grund der sehr komplexen Thematik konnte hierauf aber nicht mehr eingegangen werden. Ihr Männerarzt kann Sie diesbezüglich individuell beraten.

Aber wer nicht ebenso auf eine gesunde, ausgewogene Ernährung achtet, genügend Flüssigkeit zu sich nimmt, ausreichend Sport treibt, Zigaretten, Alkohol und Stress meidet, dem hilft auch ein gesunder Testosteronspiegel nichts: Er altert trotzdem schneller, als seine Gene dies vorprogrammiert haben.

Aber selbst wenn eine Hormonersatztherapie die altersbedingten Krankheitssymptome eines zu niedrigen Hormonhaushalts verhindern beziehungsweise wieder beseitigen kann, führt lediglich eine gesunde Lebensführung zu unserem erwünschten Ziel: gesund zu altern. Denn auch mit schlechter werdenden Augen, porösen Knochen und schwindender Muskelkraft kann man alt werden – die Frage ist, ob man dies will, wenn es stattdessen Wege gibt, bis ins hohe Alter geistig und körperlich fit und aktiv zu bleiben (falls natürlich die Gene mitspielen). »Fit in die Kiste« ist also die Devise.

Darum lesen Sie doch einfach noch einmal die vorigen Kapitel etwas genauer durch – hier finden Sie die Anleitung zu einem langen und gesunden Leben! Versuchen Sie die Tipps zur Ernährungsumstellung. Nehmen Sie sich die wenige Zeit, die nötig ist, um mit Sport und Krafttraining viel zu erreichen. Gehen Sie zu Ihrem Hausarzt oder sogar zu einem auf Männer spezialisierten Arzt, und lassen Sie sich einmal beraten, welche Vorsorgeuntersuchungen für Sie persönlich infrage kommen. Und vor allem: Nehmen Sie sich Zeit für sich! Denken Sie darüber nach, was Ihnen wichtig ist im Leben und verwenden Sie darauf Ihre Energie. So können Sie gesund und zufrieden alt werden.